Pain

腰痛诊断与治疗

Low Back Pain:
Knowledge, Diagnosis and Treatment

◎（日）清水克时　主编　◎徐红萌　刘小立　译

河南科学技术出版社
·郑州·

YOUTSUU SHIRU MIRU NAOSU
© KATSUJI SHIMIZU 2008
Originally published in Japan in 2008 by MEDICAL VIEW CO., LTD.
Chinese translation rights arranged through TOHAN CORPORATION, TOKYO.

著作权合同登记号：图字16—2010—110

图书在版编目（CIP）数据

腰痛诊断与治疗／（日）清水克时主编；徐红萌，刘小立译.—郑州：河南科学技术出版社，2014.1
ISBN　978－7－5349－6582–1

Ⅰ.①腰…　Ⅱ.①清…②徐…③刘…　Ⅲ.①腰腿痛–诊疗　Ⅳ.① R681.5

中国版本图书馆 CIP 数据核字（2013）第227722 号

出版发行：河南科学技术出版社
　　　　　地址：郑州市经五路66号　　邮编：450002
　　　　　电话：（0371）65737028　　65788613
　　　　　网址：www. hnstp. cn
策划编辑：王月慧　李喜婷
责任编辑：王月慧
责任校对：王　丹
封面设计：张　伟
版式设计：栾亚平
责任印制：张　巍
印　　刷：河南省瑞光印务股份有限公司
经　　销：全国新华书店
幅面尺寸：210 mm×285 mm　　　印张：12.25　　　字数：376千字
版　　次：2014 年1月第1 版　　2014年1月第1 次印刷
定　　价：89.00 元

《腰痛诊断与治疗》编写人员名单

主　编　清水克时

编　者　和田荣二　荣枝裕文　儿玉博隆　清水克时

　　　　中村正生　岩田　淳　野泽　聪　细江英夫

　　　　福田章二　青木隆明　坂口康道　西本博文

前　言

　　腰痛是日常诊疗中常见的疾病，其诊疗可分为诊断、保守治疗、手术治疗、康复等多个阶段。由于腰痛患者数量众多，因此，应根据不同的诊疗阶段，由不同的医生分别进行治疗，在单家医院很难开展所有阶段的诊疗。

　　一般来说，个体诊所可行诊断和保守治疗，一般医院可行保守和手术治疗，大学医院可行高水平的诊断和治疗，这样可有效利用有限的医疗资源（医生和设施）为更多的患者进行治疗。这种职能划分系统即是联合诊疗。所谓联合诊疗，系指根据患者的不同病情，在不同的专科个体诊所或医院之间进行转诊。

　　腰痛的原因多种多样，但不管何种情况，初诊非常重要，特别是问诊、望诊、触诊在诊疗的过程中最为重要。早期多由骨科、内科和外科的低年资医生诊疗。为了合理地进行联合诊疗，必须全面了解从诊断开始到保守治疗和手术治疗的整个过程。本书正是对腰痛日常诊疗的正确程序及向专科医生转诊的时机进行全面介绍的实用书籍。

　　我在岐阜大学矫形外科工作已有12年，其间为大学医院、市级医院、开业医生之间建立良好的腰痛联合诊疗关系做了很大的努力，得到了医师会、临床矫形外科学会、岐阜大学矫形外科同窗会的支持，并对腰痛的诊断、保守治疗、手术治疗的职能分工有了一定的认识，在岐阜县建立了理想的联合诊疗系统。今后希望能建立全国的联合诊疗系统，根据患者的病情需要，使岐阜县的腰痛患者可以在全国范围内得到更好的治疗。本书正是在此背景下由岐阜大学矫形外科教研室、附属医院及专科个体诊所的各位医师共同编著之作。

　　联合诊疗是腰痛诊疗非常必要的系统，但其缺陷是对患者来说往往不能在一个医疗机构中完成从诊断到治疗的全过程。为了弥补这一缺陷，要把不同的医疗机构在诊断和治疗中所起的作用向患者充分说明，在转诊病历中详细记载患者的诊疗信息，以利于接诊医生正确诊疗并取得患者的认可。所幸的是，在岐阜这个较小的城市，矫形外科医生的圈子并不大，初诊医生和专科医生可以进行面对面的交流。在互联网发达的现代社会，人与人之间的接触变得日益重要。与大都市相比，在容易进行面对面交流的小城市，也许更容易建立理想的联合诊疗系统。腰痛的联合诊疗最重要的是相互理解。如果不能充分了解转诊医疗机构医生和护士的情况，以及患者的想法和处境，联合诊疗就会变成"走过场"。在腰痛诊疗中必须考虑转诊医疗机构的诊疗环境及患者的居住地和工作单位，以便患者能够得到最有效的联合诊疗。

清水克时
2008年10月

目　录

第三章 腰痛的联合诊疗 儿玉博隆，清水克时 51

第二部分 腰痛的诊断与治疗

第四章 腰椎管狭窄症 中村正生 58

第五章　腰椎间盘突出症　　　　　　　岩田　淳　74

第八章　脊椎骨髓炎

化脓性脊椎炎

结核性脊椎炎

第九章　腰痛的运动疗法

第十章　腰痛的阻滞疗法

第十一章 腰痛的手术疗法

第一部分 了解腰痛

第一章　腰痛的诊断

和田荣二

70%以上的国人有过腰痛的经历。腰痛的治疗方法，包括民间疗法、药物疗法、支具疗法、手术疗法等，在实际的治疗中这些方法可同时应用。单靠教科书的腰痛病因分类（表 1 – 1）和定义很难选择正确的疗法。

选择何种疗法，首先要听取患者主诉的疼痛原因和疼痛表现（图 1 – 1），这一点至关重要。

表 1 – 1　腰痛病因的分类

1. 先天性疾患（出生时就有脊椎变形异常）
2. 肿瘤
   （1）良性肿瘤：发生在脊椎、脊髓神经，虽无致命性，但可引起神经麻痹、病理性骨折
   （2）恶性肿瘤：可发生在脊椎、脊髓神经，可为继发性（癌症等）、致命性，具有明显的神经麻痹和疼痛
3. 外伤
   （1）腰部挫伤。
   （2）骨折（压缩骨折、脱臼骨折）
   （3）脊椎分裂（重体力劳动或运动导致的疲劳性骨折），脊椎滑脱
4. 代谢疾病（骨质疏松等）
5. 感染疾病（结核性、化脓性脊椎炎）
6. 变性疾病（老龄现象）
   变性脊椎病（与老化现象相关的疼痛）、椎间盘病变、椎间盘突出症、椎管狭窄
7. 姿势、生活环境
   脊柱侧凸，髋关节疾病等导致的姿势异常，工作中因姿势引起的急性腰痛，慢性疲劳导致的肌肉痛
8. 外因性
   腰部以外的脏器疾病
9. 心因性
   上述原因引起的腰痛长期不愈，使患者丧失自信心，对未来感到不安，人际关系和社会关系等有形或无形的压力导致腰痛持续存在，并成为加重因素。肌肉疼痛、骨关节疼痛加上心理性疼痛，使疼痛变得复杂而难治

腰痛的疼痛四重奏

诊断腰痛（脊椎疾病）时，要考虑 ① 神经障碍、② 慢性疼痛、③ 脊柱变形、④ 病理性疾病四个要素组成的"疼痛四重奏"（图 1 – 2）。

由于"疼痛四重奏"有相互的关联性，明确是哪个因素使致痛源受到刺激产生疼痛，针对致痛源采取相应的措施，这在腰痛的诊断和治疗中非常重要。

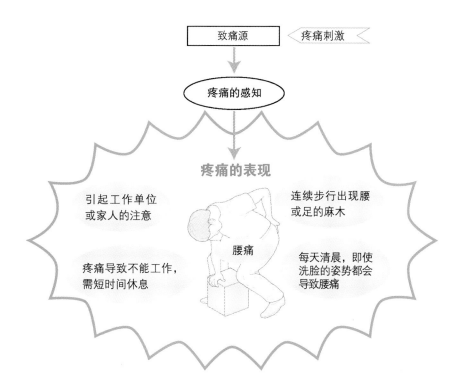

图1-1　腰痛患者的疼痛表现

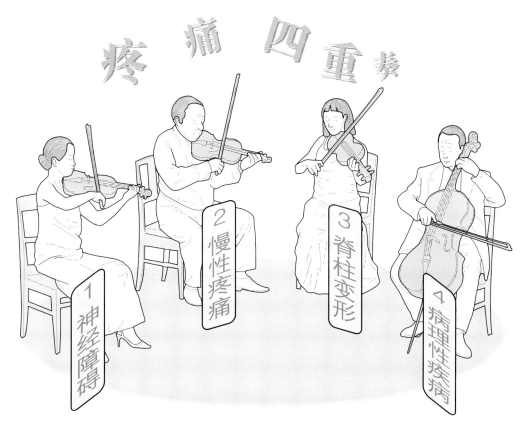

图1-2　疼痛四重奏

◆ 1 神经障碍

● **脊髓马尾的麻痹症状**（图 1 – 3）

脊髓马尾的麻痹症状是指脊椎内被保护的脊神经受到周围组织的压迫引起的症状，早期发现、早期治疗绝对必要。

在脊髓障碍出现之前应用脊髓减压术、脊椎固定术等是有效的预防性手术疗法，但手术的危险性是在没有诊断之前实施，可能会出现脊髓障碍急性发作。因此，掌握病变的状态和预后非常重要。

● **神经根症状**（图 1 – 4）

神经根症状是指包绕硬膜的脊神经从椎管向末梢发出神经根的部分，受到软骨或骨的压迫而产生疼痛。

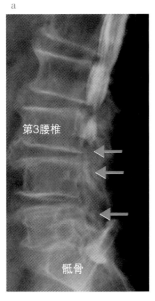
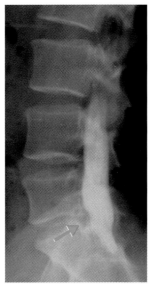

图 1 – 3 马尾障碍（72岁，女性）

症状：重度椎管狭窄引起双下肢感觉、运动障碍，进而出现步行、进行性大小便障碍。

诊断：重度腰椎管狭窄症。

a. 腰椎脊髓造影侧位影像：显示在重度椎管狭窄部位马尾的造影缺损。

b. 腰骶椎部位椎间盘突出脊髓造影侧位影像：通常，腰骶椎部位椎间盘突出时不出现马尾的造影缺损。

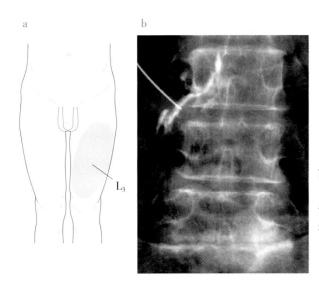

图 1 – 4 神经根症状（71岁，男性）

症状：腰痛、左大腿部位疼痛，由于左大腿疼痛导致不能左侧卧位和俯卧位（只能右侧卧）。

诊断：左 L₃ 神经根病变。右侧卧位的 MRI 检查也不能诊断病变部位时，通过疼痛的体表标记和大腿伸展试验进行诊断。

a. 左 L₃ 神经根疼痛的体表标记。

b. 左 L₃ 神经根造影时再现疼痛，阻滞后症状消失。

◆ 2 慢性疼痛：慢性腰及下肢疼痛

慢性腰及下肢疼痛是多种疼痛成分混杂的状态。其中，后凸（即单纯驼背）引起的背肌腰肌痛，椎间盘病变引起的椎间盘性疼痛，去神经病变引起的神经性疼痛，以及疼痛行为改变均存在于每位患者。

◆ 3 脊柱变形：侧凸、后凸（腰弯曲、颈低垂）

脊柱变形直接影响直立行走的姿势，因此，即使没有疼痛和麻痹也使人很在意（心因性）（图1-5）。外因性、心因性相关的详细资料请参阅相关文献。

尤其是侧凸还会影响生物力学的负荷：① 引起凸侧的肌肉疲劳性疼痛；② 侧凸的原发疾病（神经纤维肿胀等）导致的脊神经症状与两种以上的疼痛病因有关。

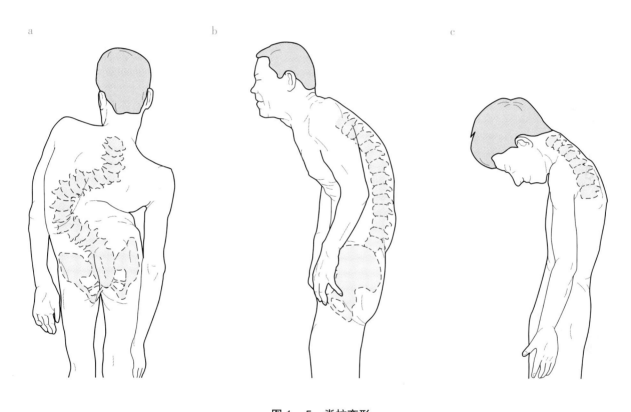

图1-5 脊柱变形
a.侧凸。 b.后凸（腰弯曲）。 c.后凸（颈低垂）。

◆ 4 病理性疾病：肿瘤、感染、炎症、循环障碍等

虽然此类脊椎疾病临床较少见，但诊疗时应经常想到这类疾病群。其中对于生命预后影响较大的疾病仍然是脊椎转移性肿瘤（图1-6），其他如脊椎脊髓肿瘤（图1-7）、血肿、脓肿、感染〔结核性脊椎炎、化脓性脊椎炎（图1-8）〕等也是不能漏诊的疾病。

注　意

疼痛四重奏实例

脊椎结核患者的临床症状较明显，但也要根据患者的病变分期、病变程度、病情等进行诊断。

4. 病理性疾病：脊椎受到结核感染使椎间盘和邻近的椎体感染引起疼痛。

3. 脊柱变形：脊椎呈进行性破坏，出现特征性驼背变形，并导致疼痛。

1. 神经损害：脊椎破坏直接刺激脊髓和神经引起疼痛和麻痹。

2. 慢性疼痛：病变长期不愈，出现各种疼痛症状。

四个要素发生的频率、强度等不同，并混杂在一起，不断发生变化。

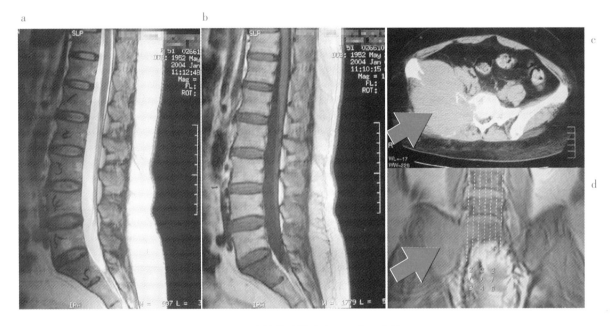

图 1-6　脊椎转移性肿瘤（51岁，女性）

症状：先前的治疗没有减轻顽固性右侧坐骨神经痛。

诊断：恶性淋巴瘤。MRI 影像也没有显示腰椎间盘突出或马尾狭窄，有右骶椎占位性病变。

a. MRI 影像。　　b. MRI 影像。　　c. CT 影像。　　d. 造影影像。

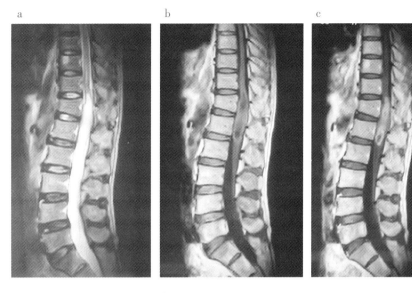

图1-7　脊髓肿瘤（60岁，男性）

症状：在其他医院针对腰及下肢疼痛进行过治疗，但逐渐出现步行障碍、进行性大小便障碍并加重。

诊断：恶性星形细胞瘤。

a. 腰椎MRI T_2加权像（L_1椎管内占位病变）。

b. 腰椎MRI T_1加权像（L_1椎管内占位病变）。

c. 胸腰椎造影MRI影像（脊髓圆锥部髓内肿瘤）。

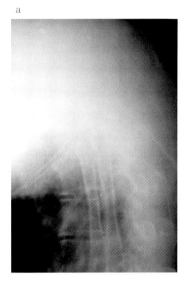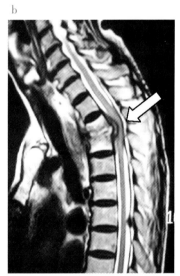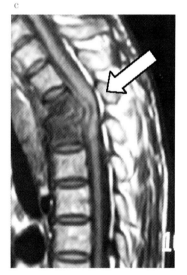

图1-8　化脓性脊椎炎（66岁，女性）

症状：多发性脑梗死多年，帕金森综合征导致步行障碍，数月前背部疼痛导致卧床。上部胸椎棘突压痛。

诊断：经皮T_3骨活检检出大肠杆菌（*E.coli*）。

a. X线影像。

b. 胸椎部MRI T_2加权像（T_2、T_3受压破碎和脊髓压迫影像）。

c. 胸椎部MRI T_1加权像（T_2、T_3受压破碎和脊髓压迫影像）。

人类对疼痛的认知过程

跌倒、交通事故等外伤，年龄增高及病变导致椎骨被破坏而成为致痛源。致痛源受到刺激后，刺激传达到大脑产生疼痛，这便是人们对疼痛的最初认知过程（图1-9）。

刺激致痛源的因素有以下几种。

（1）物理因素（体内、体外）：压迫、牵引、冷热、光线等。

（2）化学因素（体内、体外）：酸、碱、致痛物质等。

（3）社会心理学因素：压力、孤独、家庭、诬陷等，没有身体的神经障碍。

对疼痛的认知径路中，各个部位的各种刺激因素与神经回路的作用，相互联动最终到达大脑，产生疼痛。

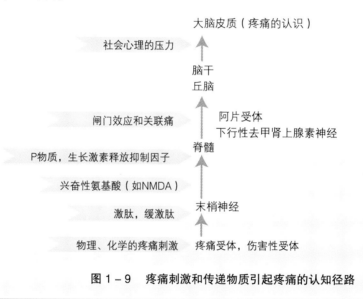

图1-9　疼痛刺激和传递物质引起疼痛的认知径路

注：NMDA是N–甲基–D–天（门）冬氨酸（N-methyl-D-aspartate）的英文缩写。

根据疼痛病因进行诊断

由于病变产生疼痛的病因不同，腰痛患者的疼痛表现会有各种各样的特征混杂在一起（图1-10）。

对腰痛患者进行诊疗时，除了"疼痛四重奏"，应针对患者和疾病最大可能的疼痛病因，采取相应的治疗方法非常关键。因此，与治疗直接相关的疼痛病因分析诊断（图1-11~1-19）很重要。

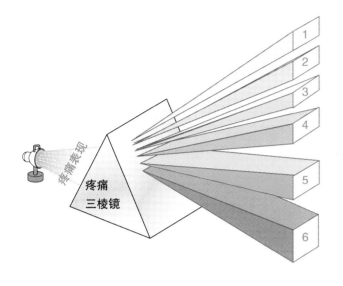

疼痛病因

1 肌性疼痛
  来自竖脊肌及参与保持姿势的腰背部、臀部等躯干肌群的疼痛。

2 骨骼、韧带、关节性疼痛
  来自椎间关节周围伤害感受器的疼痛。

3 椎间盘性疼痛
  来自椎间盘伤害感受器的疼痛。

4 神经损伤性疼痛（脊髓、马尾、神经根性）
  脊髓、马尾、神经根等神经组织受到压迫或直接受到刺激导致的疼痛。

5 神经阻断性疼痛（去神经性疼痛）
  脊髓、神经节的神经细胞本身或中间神经元障碍导致的疼痛。

6 疼痛行为
  在疼痛的体验和耐受过程中形成的对疼痛的行为反应。

图 1 - 10　腰痛患者疼痛病因分析（基本型）

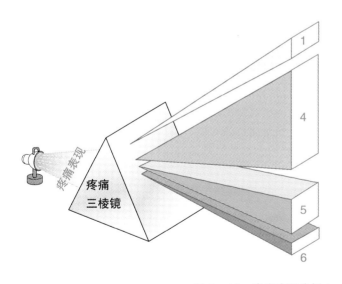

疼痛病因

1 肌性疼痛
  由于下肢动脉硬化合并血液循环障碍，出现下肢肌肉缺血性疼痛。

4 神经损伤性疼痛（脊髓、马尾、神经根性）
  单纯的马尾受压导致双下肢感觉运动障碍（疼痛），出现进行性大小便障碍。

5 神经阻断性疼痛（去神经性疼痛）
  近年来手术例数有增加趋势，但手术时机延误，下肢感觉障碍难以恢复，成为神经阻断性疼痛。

6 疼痛行为

图 1 - 11　疼痛病因分析 1　腰椎管狭窄症的疼痛

腰椎管狭窄导致马尾受压，出现马尾综合征。

本病患者不能持续长距离步行。最具特征的症状是步行和休息交替进行，出现间歇性跛行。腰痛并不明显，安静时症状几乎不出现，但背肌伸展站立行走时，大腿和膝关节以下出现疼痛和麻痹，步行困难。稍微向前屈曲、腰部前倾（骑自行车的姿势）疼痛和麻痹感减轻。

病变进展可出现下肢肌力减低、肛周发热、排尿困难或出现尿失禁。

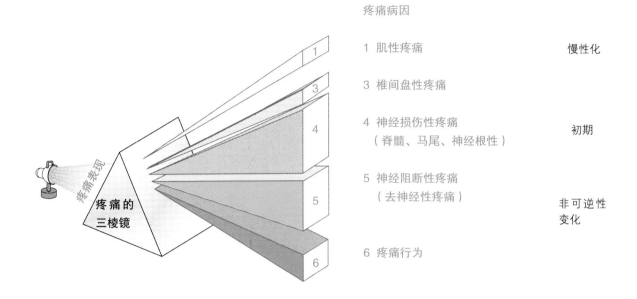

疼痛病因

1 肌性疼痛　　　　　　　　　慢性化

3 椎间盘性疼痛

4 神经损伤性疼痛　　　　　　初期
（脊髓、马尾、神经根性）

5 神经阻断性疼痛
（去神经性疼痛）　　　　　非可逆性
　　　　　　　　　　　　　变化

6 疼痛行为

图 1 - 12　疼痛病因分析 2　椎间盘突出症的疼痛

椎间盘突出症初期，神经根受压迫，以 4 为主。慢性化后逐渐混有 1、3。神经组织出现非可逆性的变化时 5、6 的比例增加，临床上难治愈。

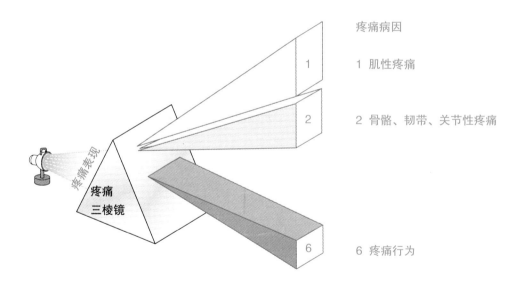

疼痛病因

1 肌性疼痛

2 骨骼、韧带、关节性疼痛

6 疼痛行为

图 1 - 13　疼痛病因分析 3　腰椎分离症的疼痛

早期由于分离部位的疲劳性骨折出现肌性疼痛和骨骼、韧带性疼痛，慢性期则以异常姿势导致的肌性疼痛为主。

该病患者多为青壮年劳动者，可见疼痛行为。分离部位椎间盘的负荷增加，一旦发生椎间盘突出，则成为椎间盘突出的疼痛病因。

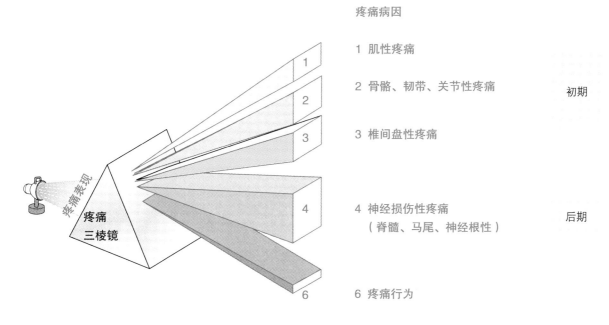

疼痛病因

1 肌性疼痛

2 骨骼、韧带、关节性疼痛　　　　　　初期

3 椎间盘性疼痛

4 神经损伤性疼痛
（脊髓、马尾、神经根性）　　　　后期

6 疼痛行为

图 1 - 14　疼痛病因分析 4　腰椎滑脱症的疼痛

　　分离滑脱是由于分离破坏了椎间盘，产生不稳定。神经根受到分离部位肥厚增生的结缔组织压迫，多出现根性刺激症状。

　　变性滑脱症早期，由于椎间关节病变引起骨骼、韧带、关节性疼痛和椎间盘变性导致椎间盘性疼痛与肌性疼痛。壮年期，随着家事和劳动负荷的增加，出现向前方的进行性滑脱，下关节突从后方压迫椎管，出现腰椎管狭窄症状。

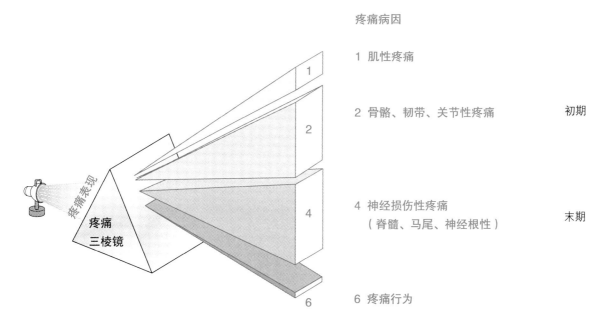

疼痛病因

1 肌性疼痛

2 骨骼、韧带、关节性疼痛　　　　　　初期

4 神经损伤性疼痛
（脊髓、马尾、神经根性）　　　　末期

6 疼痛行为

图 1 - 15　疼痛病因分析 5　转移性脊椎肿瘤疼痛

　　转移性脊椎肿瘤初期没有症状，骨关节破坏出现骨骼、韧带、关节性疼痛，通常由于椎间盘的存在不出现椎间盘性疼痛。晚期由于病理性骨折或椎管内浸润，即使在安静时也会出现神经症候性疼痛，进而出现脊髓麻痹。

　　由于患者存活期很短，很少发生去神经变化。

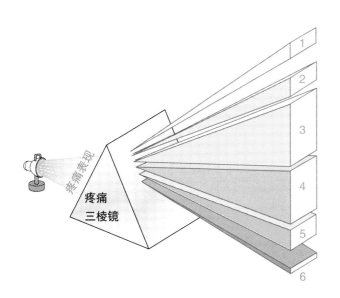

疼痛病因

1 肌性疼痛

2 骨骼、韧带、关节性疼痛

3 椎间盘性疼痛

4 神经损伤性疼痛（脊髓、马尾、神经根性）

5 神经阻断性疼痛（去神经性疼痛）

6 疼痛行为

图 1-16　疼痛病因分析 6　脊椎炎症（化脓性脊椎炎）的疼痛

　　初期病变在椎间盘。由于炎症导致椎间盘性剧烈疼痛，骨关节破坏出现骨骼、韧带、关节性疼痛。病变部位的椎管内浸润或骨质破坏，出现安静时的神经症候性疼痛，导致脊髓麻痹。

　　感染控制后也可出现去神经变化及疼痛行为改变。

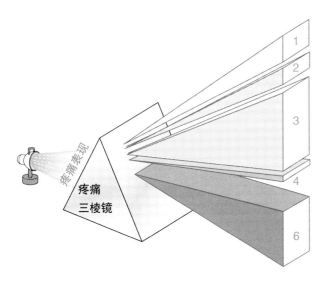

疼痛病因

1 肌性疼痛
2 骨骼、韧带、关节性疼痛

3 椎间盘性疼痛

4 神经损伤性疼痛（脊髓、马尾、神经根性）

6 疼痛行为

图 1-17　疼痛病因分析 7　椎间盘性疼痛

　　随着椎间盘变性，椎间盘周围的伤害性感受器持续处于被刺激状态，窦椎神经分支尤其是神经末端功能出现障碍，引起疼痛。MRI 检查可以发现椎间盘变性，但很少见到椎间盘突出引起的神经压迫。诊断治疗慢性化后，多可看到疼痛行为。

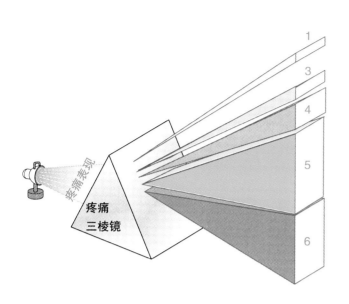

疼痛病因

1 肌性疼痛

3 椎间盘性疼痛

慢性化

4 神经损伤性疼痛（脊髓、马尾、神经根性）

非可逆性变化

5 神经阻断性疼痛（去神经性疼痛）

6 疼痛行为

图 1-18　疼痛病因分析 8　慢性难治性疼痛

对于神经病理性疼痛，单纯解除压迫的手术疗法无效，而且手术本身也可以作为刺激，导致难以忍受的疼痛，从而形成疼痛的恶性循环。疼痛长期不愈，致使患者在工作、家庭、医院等表现出疼痛行为，即使实施根治性手术也不能改善疼痛，还会使疼痛行为进一步升级。

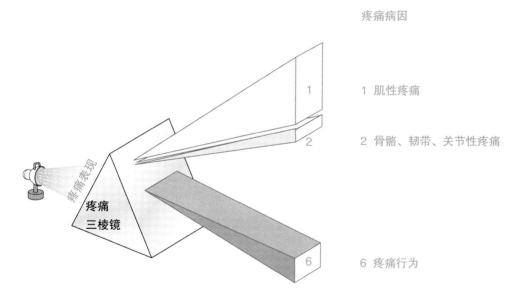

疼痛病因

1 肌性疼痛

2 骨骼、韧带、关节性疼痛

6 疼痛行为

图 1-19　疼痛病因分析 9　驼背的疼痛

驼背老年人不能保持长时间站立，容易出现腰背部疼痛。驼背是由于骨质疏松导致腰椎压缩性骨折所致，腰椎骨折引起的剧痛是由于骨骼、韧带、关节等结缔组织损伤所致，因此，需要适当地制动和应用镇痛药物来控制疼痛。

但在骨折治愈后的慢性期，背部弯曲，保持站立姿势的肌群出现疲劳性疼痛，镇痛药物、按摩等只能短时缓解，需要应用拐杖等以支撑疲劳的肌群。

家属通常会劝驼背老人在散步时伸直后背，但老人难以做到。这时驼背老人常习惯把手放在背部和腰部的疼痛部位或出现脸歪向一侧等疼痛表现和疼痛行为。

腰痛诊断

长期存在慢性疼痛的患者，在原病灶的基础上常混合有邻近病灶的存在（例如 L_5/S_1 椎间盘变性引起 $L_{4/5}$ 椎间盘突出）或合并其他病变（例如颈胸椎部的肿瘤、骨化症、亚脱臼病变等）（参照"注意"）。

在诊疗时，必须要有多角度、多层次的诊断习惯。对疼痛病因进行分析（这是真正的腰痛诊断），针对各疼痛病因选择有效的治疗方法，才能获得疗效（图 1 - 20）。

 注 意

不要忘记"山外有山"

要想到有些病例会合并邻近部位病变或其他病变导致的疼痛。

病例 1　左足下垂，行足关节固定术和腰椎间盘突出症手术后，因腰背部仍有电击样疼痛而就诊，检查发现胸椎黄韧带骨化压迫脊髓，进而发现颈部脊髓病变。

病例 2　腰部 MRI 检查发现腰椎间盘轻度突出，因保守治疗后仍有腰痛、下肢无力、步行障碍进行性加重而就诊，胸椎 MRI 检查发现脊髓内肿瘤（恶性上皮瘤）。

病例 3　因颈胸椎后纵韧带骨化症而就诊，发现寰枢椎半脱白。

病例 4　因腰椎管狭窄致双下肢行走障碍就诊，发现克 - 费综合征（先天性颈椎缺少或融合）导致颈部脊髓障碍。

病例 5　因行走障碍、腰及下肢疼痛而就诊，发现腰椎管狭窄合并胸部 $T_{7/8}$ 椎间盘突出压迫脊髓。

病例 6　因大腿前面麻木而就诊，MRI 检查发现马尾肿瘤和颈椎间盘突出压迫脊髓。

病例 7　腰椎管狭窄合并颈椎管狭窄或颈椎后纵韧带骨化压迫脊髓，这类病例在临床上很多见。

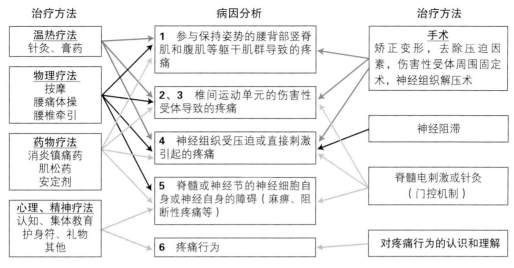

图 1 – 20　各种疼痛病因的有效治疗方法

◆　问诊

问诊（包括通信调查）逐渐成熟，正在尝试使用消除了可信度、地域和种族等差异的评估方法。这种评估方法对治疗方法的评估和疾病研究等很有效，但遗憾的是，对希望知道疼痛的病因和期待治疗的就诊患者来说，进行烦琐而复杂的调查很难得到正确的信息。

●　问诊必需项目

以下各项可从记录的问诊表（表 1 – 2）和接诊时采集的信息（表 1 – 3）中获得。

（1）疼痛的部位。

（2）疼痛的程度（VAS、疼痛表记录、疼痛脸谱等）。

（3）发病的时间。

（4）发病的原因（推测）。

（5）治疗史。

（6）在本医院希望得到的检查和治疗。

（7）既往史。

（8）对"疼痛"的态度：积极性（交通事故、工伤等），还是消极性（抑郁状态、认知症、理解不足等）。

（9）疼痛发生前有无从事除草、庭院工作、园艺工作等。

（10）患者提供的其他信息（激光治疗、按摩治疗、在其他医院的治疗，入院检查、MRI检查，履历或在工作单位和家庭中的人际关系，在精神科和心理科就诊的经历，等等）。

（9）、（10）是问诊表以外的信息。

表1-2 问诊

一般情况

姓名_____ 性别_____ 身份证号_____

填表日期_____年_____月_____日 年龄_____岁_____月 出生日期_____年_____月_____日

在矫形外科对头和腰部的骨骼（脊椎和脊髓）及手脚的神经、关节、骨骼、肌肉、筋膜的病变与变形进行检查。为使这些部位的病变能够尽早和尽快查出而及时得到诊断和治疗，请回答以下问题。<u>请在适合的地方填写，划"○"</u>。

■ <u>哪里</u>、<u>何时开始</u>、<u>怎样不适</u>？（请在下图中写出何时开始，是否疼痛、麻木、不能运动等）。

例: 2年前开始跳疼

■ 请在下面的脸谱中选择你的疼痛程度。

■ 请简述你的工作及工作时间（具体为_____或家事，一天中坐着工作_____h，站立工作_____h，运动_____h，运送重物_____kg，一日_____次）

■ 症状出现1周内，是否从事过过度的体力活动？（上班、田地工作、除草、看孩子、旅行、搬家、祭祀、帮助邻居、体育活动_____，其他交通事故的情况详细描述）

■ 你的睡眠时间大约_____h

■ 在其他医院、其他科室（内科、外科、妇科等）进行过治疗(药物、手术等)吗？患病情况（高血压、心脏病、脑卒中、___癌、结核、糖尿病、肾病、肝病、哮喘、甲状腺疾病、风湿病、神经疾病、癫痫、白内障或青光眼、前列腺疾病、其他_____）

正在使用的药物（_____）

手术名称及年龄（_____）

■ 迄今为止，吃药或进食后出现过休克吗？如果有荨麻疹或过敏出现，请详细写出是如何引起的。

原因（_____）   症状（_____）

■ 迄今接受过的治疗

□ 药物（□1周以内，□1个月以内，□3个月以内，□3个月以上）

□ 物理疗法（□1周以内，□1个月以内，□3个月以内，□3个月以上）

□ 整形矫正疗法（□1周以内，□1个月以内，□3个月以内，□3个月以上）

□ 针灸疗法（□1周以内，□1个月以内，□3个月以内，□3个月以上）

□ 压脊疗法（□1周以内，□1个月以内，□3个月以内，□3个月以上）

■ 目前想要达到的治疗目的?

□只进行说明，□只吃药治疗，□使用外用药（膏药、涂抹软膏），□物理疗法（康复）

□特殊检查（例如_____），□注射、阻滞，□手术，□听从医生的判断

女性患者，绝经年龄___岁，生产的次数和年龄（___次，初产___岁，末产___岁）

表1-3 颈、腰部障碍患者疼痛程度和部位的调查

姓名_____ 身份证号_____ 调查日期_____

□ 对以下症状，0为"完全没有疼痛或麻木感"，10为"能够想象的最严重的状态"，

将你最近1周内最严重的疼痛或麻木程度，在相应部位用0～10的数字表示出来。

□ 疼痛的种类（刺痛、持续性痛、酸痛、钝痛、抽筋样痛等）

参考下列标记符号在身体有症状的部位记录。

钝痛 /////	灼痛（烫伤样疼痛）〜〜〜	麻痹（好像黏着什么东西）（触摸时感觉迟钝）……	其他
刺痛	锐痛（持续针扎样疼痛）∨∨∨	肌肉疼痛（抽筋样疼痛）（肌肉痉挛样疼痛）××××	

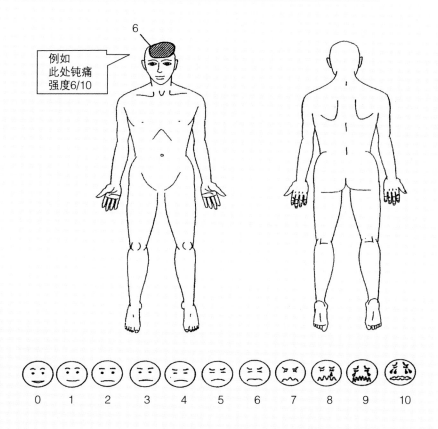

◈　物理检查

物理检查原则上是从头发到指甲的所有检查。

现在通过PET、MRI等可发现病灶，比以神经症候学为基础的物理检查有绝对的优势，但患者的障碍程度（肌力低下、知觉障碍、疼痛等导致的贫困等）是不能用影像学评价的，在实际诊疗中只能靠望诊来做出判断，因此物理检查非常重要。

●　诊断顺序

系统的诊断顺序有两种。

（1）从站立位（步行评估）开始到坐位、卧位（仰卧位、俯卧位）。

（2）从卧位开始到坐位、站立位（步行评估）。

由于从睡姿到坐起能够同时评估动作机能，作者习惯使用（2）。

由于 L_3、L_4 神经根症状导致俯卧位困难，因此通过步行能力、步行姿势可对神经系统、疼痛行为等进行综合判断。

诊断时，重要的是综合使用各种检查方法。

●　望诊

望诊时尽量观察全身状态（尽量少穿衣，只穿内衣）（图1-21~1-25）。

除了可以检查先天异常、斜颈、脊柱侧凸、脊柱后凸、脊椎滑脱症的棘突排列性变形、棘突长度差别、胸廓变形、（成长）发育成熟度等，还可以对全身肌肉萎缩、肌肉挛缩、带状疱疹、长期神经损害继发的皮肤变化或先天性疾病伴随的毛发及皮肤的异常、刺青、矫形伤、腕部切割伤痕等进行检查，从而掌握比语言更可靠的资料。

检查脑神经病变时，通常咽后壁的望诊不可或缺。其黏膜表面的变化可以诊断有无 C_1、C_2 前面的病变。

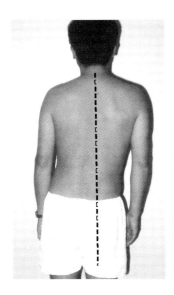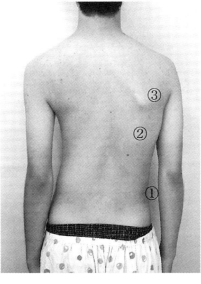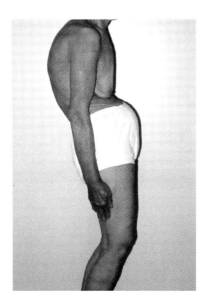

图 1-21　疼痛性脊柱侧凸（椎间盘突出症）　　图 1-22　特发性脊柱侧凸症　　图 1-23　脊柱后凸（驼背）

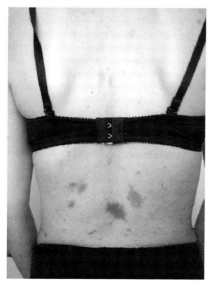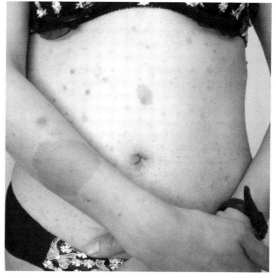

图 1 - 24　神经纤维瘤的皮肤病变（牛奶咖啡斑，皮肤神经纤维瘤）

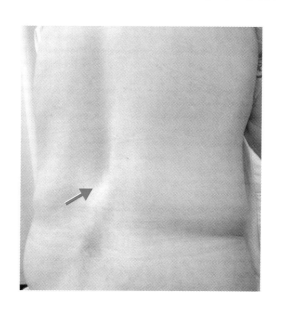

图 1 - 25　腰椎变性滑脱症可见腰骶部节段状变形

● 触诊

触诊时尽可能从不痛的部位开始（例如头发或指甲）。

（1）皮温、发汗情况可以诊断有无恶性肿瘤的皮下浸润、反射性交感性营养不良（reflex sympathetic dystrophy，RSD）、闭塞性动脉硬化症（arteriosclerosis obliterans，ASO）。

（2）要考虑是否有皮下肿瘤（腰骶部的脂肪瘤、坐骨切迹出口的恶性淋巴瘤引起的坐骨神经肿大等，虽然极少出现，但不能漏诊），检查坐骨神经、腓骨后腓神经走行部位有无压痛、肿胀和放射痛，检查股二头肌、小腿三头肌（S_1 神经根）、胫骨前肌（L_5 神经根）、股四头肌（L_2、L_3 神经根）和脊椎周围肌群的压痛、紧张度，以及棘突的稳定性（滑脱症、分离症）和伴随骨折的棘突、横突的压痛等。

（3）触摸动脉（胫后动脉、足背动脉、腘窝动脉、股动脉等）。

动态椎管狭窄诱发检查方法

（1）检查颈椎伸展姿势时，有无四肢躯干的神经症状加重（也可仅出现腰背部、足底部的症状）。

（2）检查腰椎伸展姿势时，有无诱发症状，出现腰椎管狭窄引起的马尾压迫症状、Kemp 征（L_5 神经根刺激症状）。

（3）检查有无胸椎、腰椎部位黄韧带钙化引起的脊髓压迫症状。

（4）检查颈椎、胸椎、腰椎的活动度时，要尽量用单手的示、中、环、小指按住棘突，触摸伴随有节奏的活动进行检查。

（5）检查压迫足跟管有无向第 1 趾放射（足跟管综合征），只出现第 2 ~ 4 趾麻痹，握住跖骨挤压是否出现足底部位趾神经痛（Morton 征）。

（6）通过足尖站立或足跟踏步可以简单地评估 L_5、S_1 的肌力。

感觉检查、腱反射、病理反射（Hoffmann 征、Babinski 征、Rossolimo 征）、阵挛等检查方法参考教科书。

触诊的检查法如图 1 – 26 ~ 1 – 37 所示。

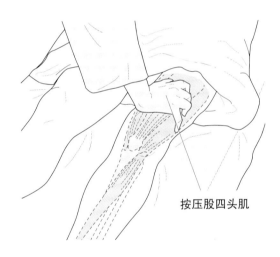

按压股四头肌

图 1 – 26 股四头肌压痛的触诊（有无 L_3、L_4 神经症状）

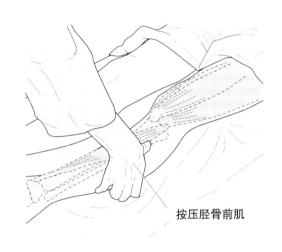

按压胫骨前肌

图 1 – 27 胫骨前肌压痛的触诊（有无 L_5 神经根症状）

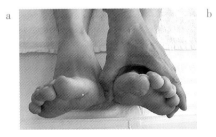
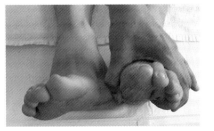

图 1 – 28 第 3、4 趾的麻痹、疼痛

a. 握住第 1、5 掌趾关节（MP），进行挤压。

b. 检查有无足底趾神经绞窄加重，导致第 3 趾间疼痛和麻痹加重。

由于扁平足出现掌趾关节（MP）部位绞窄性 Morton 征，挤压第 1、5 趾，诱发足底部神经疼痛、麻痹。

膝关节屈曲，进行坐骨神经伸展试验（L₃、L₄神经根病变）

从骶骨、L₅、L₄开始向上到胸椎缓慢、谨慎地按压棘突，询问有无压痛、下肢放射痛，根据情况可加大按压力

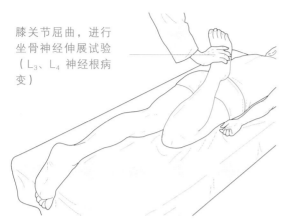

图1-29　俯卧位双下肢的触诊

L₃、L₄神经根病变重症时，下肢痛和腰痛剧烈，不能俯卧位。

图1-30　俯卧位背部、腰部的触诊

指出何时、哪里疼痛。

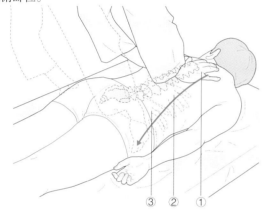

图1-31　上位胸椎到骶髂关节的触诊

①检查上位胸椎到肩胛部位内侧肌群和肋骨的压痛。

②检查腰部脊椎旁肌肉、腰三角、脊椎横突起始部位的压痛。

③检查两侧臀肌（有无L₅、S₁神经根的病变）、骶骨、髂骨后面的肿瘤、骶髂关节的压痛。

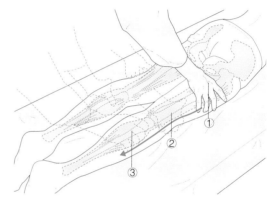

图1-32　坐骨结节到股三头肌的触诊

①检查坐骨结节到股二头肌，沿坐骨神经走行的肿瘤及压痛。

②检查股二头肌的压痛（有无L₅、S₁神经根的病变）。

③检查股三头肌的压痛（有无S₁神经根的病变）。

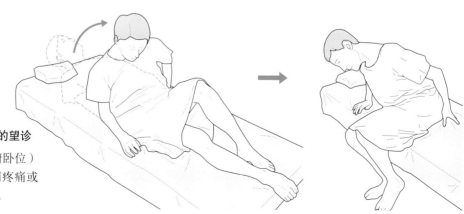

图1-33　手足无意识动作的望诊

观察患者从卧位（或俯卧位）到坐位的动作中，是否有因疼痛或麻痹而出现手足无意识动作。

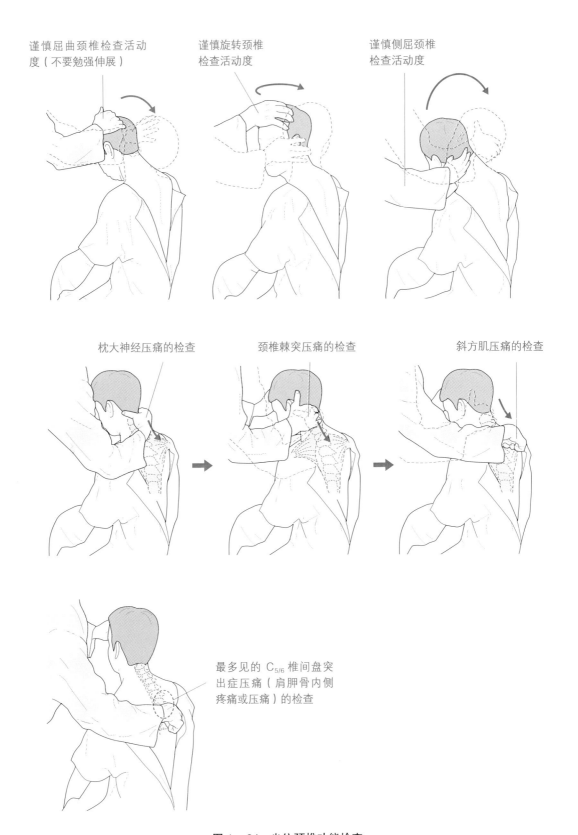

谨慎屈曲颈椎检查活动度（不要勉强伸展）

谨慎旋转颈椎检查活动度

谨慎侧屈颈椎检查活动度

枕大神经压痛的检查

颈椎棘突压痛的检查

斜方肌压痛的检查

最多见的 $C_{5/6}$ 椎间盘突出症压痛（肩胛骨内侧疼痛或压痛）的检查

图 1－34　坐位颈椎功能检查

　　颈部检查最重要的是颈椎伸展试验。颈椎间盘突出、颈椎病性脊髓症和后纵韧带骨化症等患者，在颈椎伸展时，病变部位脊髓压迫增强，诱发手足、背部、腰部放射性麻痹或疼痛（颈椎伸展试验阳性）。

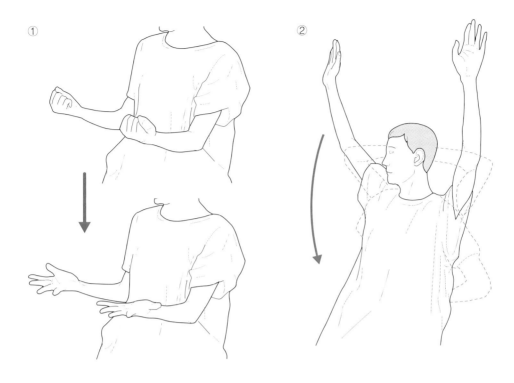

图 1 – 35　坐位上肢功能检查

通过一系列动作（① 手指快速伸张动作，② 双手向指定位置移动等）能够迅速检查上肢功能（如有动作缓慢，则为颈部脊髓障碍的表现）。从坐位到站立位时进行同样的检查。

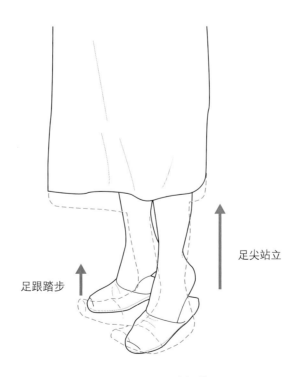

足尖站立

足跟踏步

图 1 – 36　S_1、L_5 肌力评估

可通过足尖站立或足跟踏步进行简单的检查。

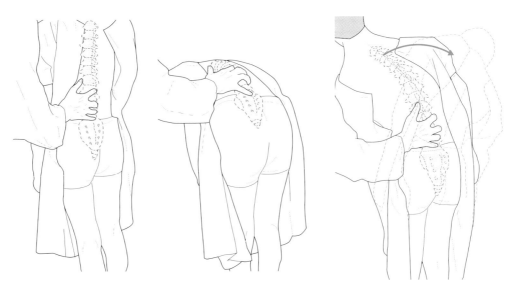

图 1 - 37　腰椎活动度的检查

将第 2 ~ 5 手指分别放在患者 L_3 ~ S_1 各个棘突上，嘱患者做屈伸活动时，触摸其活动情况。伸展时诱发下肢放射痛为 Kemp 征阳性，疑有 L_5 椎间孔狭窄或腰椎管狭窄。

病例

疑难病例

63 岁，男性。在其他医院行腰椎间盘摘除术和足下垂的足关节固定术（图 1 - 38 a），腰痛、下肢痛短时减轻，之后由于症状再发并加重，由就诊糖尿病的内科医生介绍来诊。

a

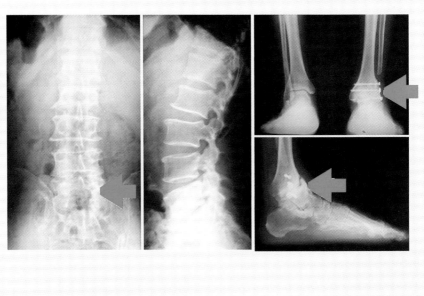

胸腰椎部位压痛，叩击背部时两下肢放射性疼痛和麻痹加重，颈椎伸展试验时腰背部疼痛加重，根据颈椎和胸椎 MRI 显示椎间盘突出和黄韧带骨化和脊髓压迫（图 1-38 b），诊断为腰及下肢疼痛，行颈椎胸椎椎弓成形术后，症状消失。

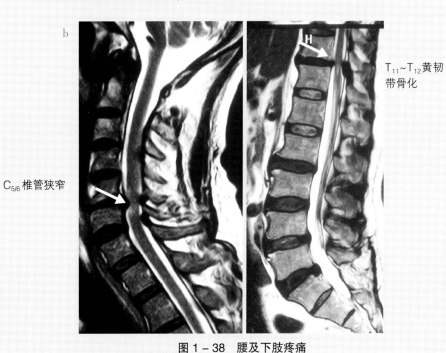

图 1-38　腰及下肢疼痛

第二章　腰痛的影像学诊断

荣枝裕文

随着影像学诊断技术的进步，影像可以提供许多的疾病信息，但有时解剖学的异常并非损伤的原因。例如 70 岁以上的人群中，75%的人有无症状的脊椎变形性影像学改变。

各种影像学所见应与患者的临床症状相吻合，必要时应再增加其他检查才能进行诊断。

▌ 单纯 X 线检查

单纯 X 线检查是诊断腰痛疾患最容易进行的检查，即使不使用最新的影像学诊断仪器，也可以获得很多信息。怀疑是什么疾病，选择进行什么检查，读片技术很重要。

为了获得准确的影像信息，读片的顺序非常重要。按照以下顺序读片，谨防遗漏。

首先，不是看骨骼，而是看其他系统的疾患。具体是注意肾脏、尿道（结石）、腹部大动脉（钙化等），观察后腹膜区域，确认髂腰肌影像正常。

其次，看脊柱骨骼部分。

最后，看骶髂关节、骨盆和髋关节。

◆ 脊椎骨骼 X 线影像的诊断要点

● 骨影像的灰度

❶　弥漫性骨萎缩影像（图 2 – 1）

此影像是骨质疏松症、骨软化症、甲状旁腺功能亢进症、多发性骨髓瘤、白血病、恶性淋巴瘤、失用性综合征、风湿性关节炎等疾病特征性改变的表现。

❷　弥漫性骨硬化影像（图 2 – 2）

此影像是成骨性转移癌、前列腺癌和乳腺癌特征性改变的表现。

出现骨皮质化的白色椎体，疑为大理石骨病。

❸　弥漫性骨萎缩和骨硬化的混合影像

此影像在 Paget 病〔特别是椎体周边骨化明显的相框椎体（picture-frame vertebra），图 2 – 3〕和放射性损害等可以看到。

❹　局部骨影像改变像

局部骨影像改变对于诊断来说是重要的发现，必须要查找原因。如果表现有海绵状骨梁线仅限于椎体内粗的纵向骨梁的，可能是椎体血管瘤〔帘状骨梁（图 2 – 4 a），CT 影像呈点状残存的骨梁像（图 2 – 4 b）〕。

部分骨小梁消失，椎体破坏性病变，应疑为炎症或转移性肿瘤。

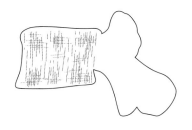

图2-1　弥漫性骨萎缩影像

横向的骨梁被吸收，纵向的骨梁明显（骨疏松症）。

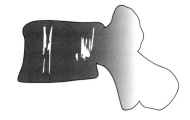

图2-2　弥漫性骨硬化影像

椎体整体呈现一样的硬化影像（前列腺癌骨转移）。

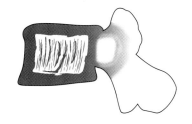

图2-3　相框椎体影像

椎体的边缘出现骨梁的增加和肥厚。

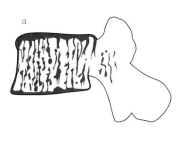

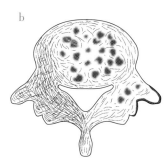

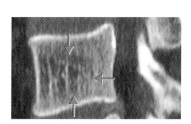

悬垂状骨梁

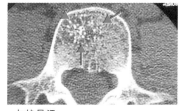

点状骨梁

图2-4　局部骨影像改变像

a.帘状骨梁。

b.CT影像可见点状残存的骨梁像和椎体，以及椎弓根增厚增粗的纵向骨梁。

● 脊椎的排列

❶　侧凸

出现脊柱侧凸可考虑为特发性侧凸症、变性侧凸症（第49页病例7）、疼痛性侧凸症等。

❷　前凸

终丝综合征的特征为脊柱前凸增强。

❸　后凸

青春期，椎体环状骨端无菌性坏死的Scheuermann病，以脊柱后凸变形为特征。

壮年以后，结核性脊髓炎、压缩性骨折、外伤后导致的后凸变形成为腰痛的原因。

❹ 滑脱

分离滑脱症（第44页"伴有椎弓下沉的 L_5 分离滑脱症"），在青春期发病可以引起严重的椎体滑脱。

不伴有分离的变性滑脱症（第43页" L_5 变性滑脱症"），滑脱程度较小，偶尔合并椎管狭窄症。

脊椎不稳定

脊椎不稳定的原因有：① 脊椎分离导致后方结构破坏引起的滑脱症（第44页 "伴有椎弓下沉的 L_5 分离滑脱症"）；② 椎间盘变性合并椎间关节变性，引起的脊椎变性滑脱症（第42页"椎间盘变性导致的 L_4 滑脱症"，第43页" L_5 变性滑脱症"）；③ 骨形成异常造成的先天性滑脱症；④ 外伤等。

椎体形态改变

❶ 楔状化

椎体楔状化常见于骨质疏松症、风湿性关节炎、外伤性压缩性骨折、Scheuemann 病、肿瘤等导致压缩性骨折（第45页病例4）及先天性骨系疾病的胸腰椎移行部楔形变性等（图2－5 b）。

❷ 扁平化

椎体扁平化常见于骨质疏松症、骨软化症导致的鱼形脊椎，佝偻病、愚侏病、Morquio 病等代谢性疾病及嗜酸性肉芽肿症导致的 Calvé 扁平椎体等（图2－5 c）。

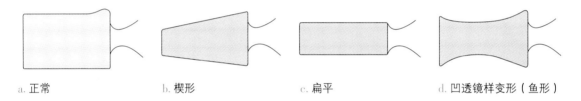

a. 正常　　　　b. 楔形　　　　c. 扁平　　　　d. 凹透镜样变形（鱼形）

图2－5　椎体 X 线影像形态变化（骨质疏松症）

 注　意

T_{12}、L_1、L_2的漏诊

即使 T_{12}、L_1、L_2 椎体的影像正常，也会有轻度的楔形改变（图2－6），特别是在外伤后出现疼痛时，鉴别脊椎压缩性骨折非常重要。

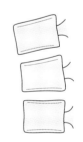

图2－6　楔形改变

❸ 边缘不规则影像

椎体软骨板的不规则影像，常见于化脓性脊椎炎（第46页病例5）、结核性脊椎炎等。保留有椎间盘腔隙时，应疑为转移性肿瘤。

鉴别诊断时，可观察椎体的轮廓，如果边缘不规整，应考虑为转移性脊椎肿瘤的溶骨性改变。

Scheuermann 病由于椎间盘突出（Schmorl 结节）可以看到终板不规则影像。

❹ 骨刺（图2－7）

（1）变形性脊椎病：患变形性脊椎病时，与椎间盘腔隙狭小相对应的是出现突出的"骨刺"。由于椎间盘的变形性突出造成脊椎的不稳定，出现"骨刺牵引"。骨刺呈覆盖椎间盘的形态，在距离椎体边缘几毫米的部位开始生长，逐渐连接成骨桥。

（2）韧带骨赘：韧带骨赘是在患强直性脊柱炎时出现的骨形成。椎体边缘因骨炎的原因，引起纤维环边缘的骨化，影像上显示在垂直方向薄形延伸的骨形成。骨形成的范围广泛，则形成强直性、特征性的"竹节样脊柱"（图2－8）。

（3）强直性脊椎骨质增生症（ankylosing spinal hyperostosis，ASH）与弥漫性特发性骨骼肌骨质增生症（diffuse idiopathic skeletal hyperostosis，DISH）（参照后述）。

❺ 椎体骨折

椎体骨折有楔状压缩性骨折（图2－9a）、破裂骨折（图2－9b）、脱臼骨折（图2－9c）、Chance骨折（安全带骨折，图2－9d）等形态。

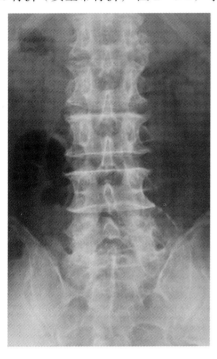
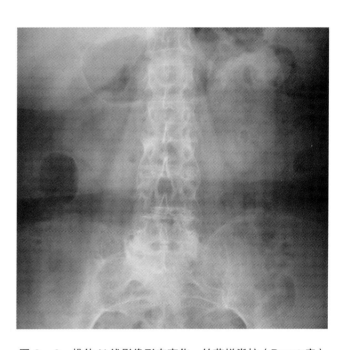

图2－7 椎体X线影像形态变化：骨刺　　图2－8 椎体X线影像形态变化：竹节样脊柱（Paget病）

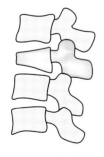
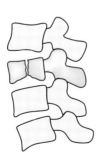
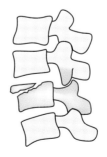
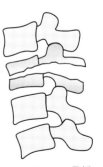

a. 楔状压缩骨折　　　　　　b. 破裂骨折　　　　　　c. 脱臼骨折　　　　　　d. Chance骨折
　　　　　　　　　　　　　　　　　　　　　　　　　　　　　　　　　　　　　（安全带骨折）

图2－9 椎体骨折的X线影像特征

❻ 空洞现象

椎体内出现气体积聚影像与缺血性骨坏死有关，不是感染或恶性新生物的表现。压缩性骨折后的假关节呈真空裂隙样改变。

◎ **椎间盘腔隙**

❶ 狭窄（图 2 – 7）

椎间盘腔隙通常在远端较宽阔，最宽在 $L_4 \sim L_5$。当 $L_4 \sim L_5$ 较 $L_3 \sim L_4$ 狭窄时，存在椎间盘异常。

椎间盘腔隙的狭窄通常出现在椎间盘损伤、椎间盘突出、变形性脊椎病等椎间盘变性疾病及化脓性脊椎炎、结核性脊椎炎等炎症性疾病。

❷ 扩大

鱼形脊椎（图 2 – 5 d）和其凹透镜样的椎间盘腔隙扩大是骨质疏松时的特征性改变。

◎ **椎弓根**

❶ 椎弓根影像消失

在骨转移癌的患者中，单眼椎体（one eyed vertebra）和猫头鹰眨眼征（winking owl sign）的阳性率明显增高。

❷ 椎弓根间距扩大

椎弓根间距扩大（扇形）多发生在椎管内肿瘤，特别是哑铃形肿瘤。

◎ **椎间关节**

❶ 关节间隙狭窄

变形性脊椎病、椎间关节性腰痛病多出现椎间关节间隙狭窄。

❷ 关节突起部位肥厚、轮廓不整

除变形性脊椎病、椎间关节性腰痛病以外，黄韧带骨化症也可出现椎间关节突起肥厚、轮廓不整。

❸ 关节突起部位分离症

确定有苏格兰狗（scotty dog）项圈征可诊断椎间关节突起部位分离症（图 2 – 10）。

分离症有些无症状，有些出现分离部位疼痛或不稳定和神经根直接受压迫导致的疼痛（第 44 页"伴有椎弓下沉的 L_5 分离滑脱症"）。

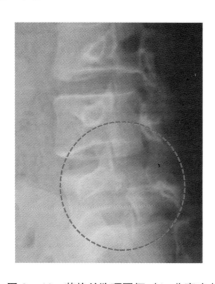

图 2 – 10 苏格兰狗项圈征 （ L_5 分离症）

横突与棘突

❶ 横突骨折，棘突吻合

可见横突骨折、棘突吻合等。

一定要了解腰椎横突的长度 $L_1 < L_2 < L_3$，L_4 变短，L_5 又较 L_4 长。

邻接部位的棘突相连，突起变大，接触部分呈骨硬化的退行性改变（图 2 – 11），引起疼痛。

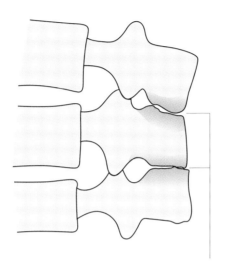

邻接部位的棘突相连，突起变大，
接触部分呈骨硬化影像

图 2 – 11 棘突吻合

骶髂关节、骨盆、髋关节 X 线影像的诊断要点

骶髂关节

❶ 骨萎缩，骨硬化，关节面不整，关节强直（关节消失）

引起骶髂关节炎的病因有强直性脊柱炎、结核、化脓性关节炎、血清阴性脊柱关节病、溃疡性结肠炎、Paget 病（图 2 – 8）及干癣等。

骨盆

❶ 骨梁线消失（图 2 – 12）

有时肠管内的气体会导致骨梁线不易看清。

巨细胞瘤、脊索瘤（chordoma）等骶骨、髂骨的肿瘤也会导致骨梁线消失，应引起注意。

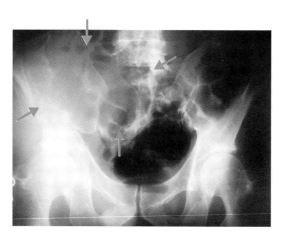

图 2－12　脊索瘤导致的骨梁消失
右骶骨到右髂骨大范围边缘不清的骨溶解像。

● **髋关节**

❶　Patrick 试验

腰痛、坐骨神经痛的患者中，有些是由于髋关节病变引起的。Patrick 试验（"4"字试验）（图 2－13）对髋关节、骶髂关节的辅助诊断非常重要。出现股骨粗隆部位疼痛怀疑有髋关节病变时，做髋关节 X 线检查非常必要。

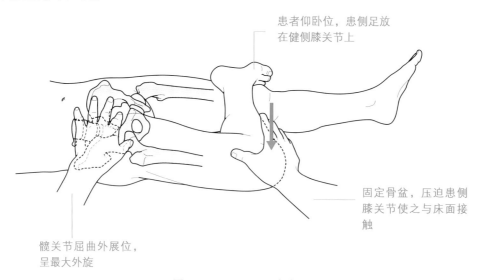

患者仰卧位，患侧足放在健侧膝关节上

固定骨盆，压迫患侧膝关节使之与床面接触

髋关节屈曲外展位，呈最大外旋

图 2－13　Patrick 试验（"4"字试验）
股骨粗隆部位疼痛时为阳性。

注　意

单纯 X 线影像不能判断的情况

单纯 X 线影像不能判断溶骨性变化及脊柱椎管的宽度和形状，必要时要增加 CT、MRI 等检查（第 40 页病例 1）。

小贴士

腰椎摄影法

基本要求

单纯 X 线摄影的基本体位是站立位或卧位的正位和侧位两种。

需要判断体重负荷状态下的情况时，要采用站立位摄影。

球管中心通常瞄准 L_3，但对于结核或压缩性骨折等导致的胸腰椎移行部位疾病，在已知患病部位时，应以该部位为中心。

卧位摄影时，髋、膝关节屈曲，使腰椎的生理弯曲尽量平坦。

45° 斜位摄影（图 2 - 14）

45° 斜位摄影可以检查关节突起部位的分离、椎间关节裂隙。

前后屈曲侧位摄影（图 2 - 15）

前后屈曲侧面摄影（动态摄影）可以检查腰椎的稳定性。

最大侧屈前后位摄影（图 2 - 16）

特殊情况下，追加左右最大侧屈前后位摄影可以确定腰椎侧方的活动性和可屈性。

安静卧位侧位摄影（图 2 - 17）

与后屈侧位摄影相比，消除肌肉紧张的安静卧位（腰部放入枕头的仰卧位有效）侧面摄影可以确定压缩性骨折后的新鲜骨折部位或开大椎体假关节的部位。

a. 摄影姿势

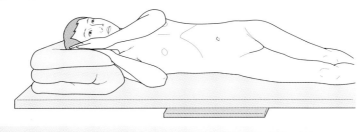

b. 体位与照射方向呈45°

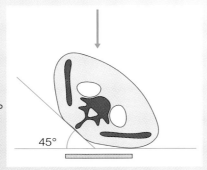

图 2 - 14　45° 斜位摄影

可以确认关节突起部位的分离、椎间关节裂隙。

a. 前屈时　　　　　　　　　　　b. 后屈时

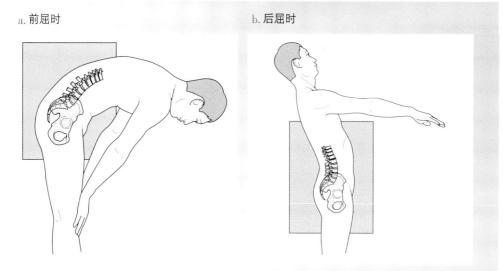

图 2 - 15　前后屈曲侧位摄影

可以确定腰椎的稳定性。摄影时可以前屈位伏在椅子上拍摄。

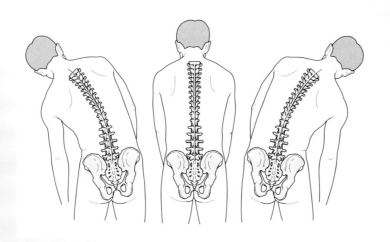

图 2 - 16　最大侧屈前后位摄影

底片放在背部，前后方向照射摄影。

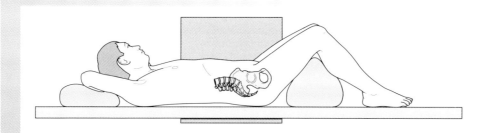

图 2 - 17　安静卧位侧位摄影

　　安静卧位摄影，俯卧位或仰卧位均可，对脊椎外伤的患者也可在担架上摄影。

CT检查

CT 的横断面影像带来了图像诊断的进步。现在随着多维螺旋 CT 的开发，很容易获得矢状面重建图像和三维 CT（3D-CT）图像。

◆ CT影像的诊断要点

● 椎间盘突出

椎间盘突出在没有椎管狭窄而脂肪组织增多时，由于硬膜与椎间盘的 CT 值不同，平扫 CT 下即可显示；但是椎管狭窄及持续性炎症的病例，硬膜外脂肪组织减少，普通 CT 显示困难，需要给予造影剂进行强化 CT 扫描即 CT 脊髓造影（CT myelography，CTM）。

● 骨折

❶ 骨折部位、转位方向及椎管内突出骨片的位置

CT 影像可以明确断裂骨折与脱臼骨折等的骨折部位和转位方向，特别是可以明确显示向椎管内突出骨片的解剖学位置关系，据此可以确定今后的治疗方针。

● 椎管狭窄

❶ 三叶草形椎管、侧隐窝狭窄

CT 影像适合观察椎管狭窄的骨性部分，了解椎管和椎间孔狭窄的程度。椎管的形态以三叶草形多见，而具有神经根型症状的病例要注意有无侧隐窝的狭窄（第 40 页病例 1，参照第 32 页注意事项）。

● 腰椎分离与腰椎滑脱

❶ 神经根的骨性狭窄

CT 影像能够显示分离部位到椎间孔的神经根骨性狭窄状态。

● 脊椎肿瘤

❶ 肿瘤的范围及骨质破坏

CT 影像能够明确脊椎内肿瘤的范围和骨质破坏的程度。

● 化脓性脊椎炎

❶ 虫蚀样骨质破坏及骨溶解影像

CT 影像可发现椎体终板部位虫蚀样骨质破坏。若病情进一步发展，可出现与椎间盘相邻椎体终板部位的骨溶解影像。

● 椎间关节的变性

❶ 骨刺及亚脱臼

CT 影像可明确骨刺的形成及亚脱臼状态的解剖学变形。

◉ **骨质疏松性压缩性骨折与假关节**

❶ 真空裂隙、椎体边缘破坏及椎管狭窄

骨质疏松造成椎体损坏后，如果顽固性疼痛持续存在，应怀疑有假关节。仰卧位 CT 摄影可以明确真空裂隙，也可以观察到椎体边缘破坏的程度和并存的椎管狭窄状态（第 50 页病例 8）。

◉ **蛛网膜囊肿**

❶ 周围骨组织的骨溶解

蛛网膜囊肿分硬膜内和硬膜外两种，出现在骶骨部位的称为神经束膜囊肿或骶骨囊肿（图 2 - 18）。

脊髓造影观察，多数与蛛网膜下隙相交通，MRI 影像显示与脑脊液信号强度相同的囊肿影像。因为周围骨组织也受压引起骨溶解，在 CT（或 CTM）影像上可确认骨质变化。

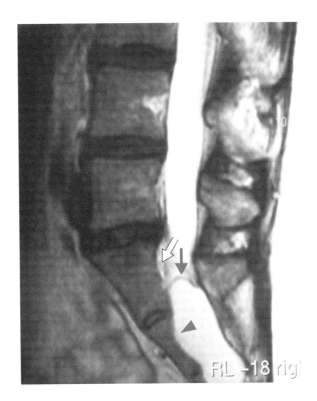

图 2 - 18　骶骨囊肿

硬膜外蛛网膜囊肿（绿长箭头），骶骨溶解影像
（绿短箭头）。手术后见骶神经压向骶骨壁，并且粘
连（白箭头），产生剧烈腰痛。

‖ MRI检查

MRI 检查是椎管内软组织病变诊断的主要方法，已替代了脊髓造影检查，是脊椎疾病的常用检查方法。

MRI 的拍摄方法通常为冠状面和矢状面的 T_1、T_2 加权像四种方式。

◆ **MRI 影像的诊断要点**

❶ 单纯MRI

MRI 的用途：① 可以显示从脊髓到神经组织以及椎间盘等软组织；② 进行形态学的诊断；③ 根据灰度变化进行病变性质的诊断。

❷ 钆（Gd）–DTPA造影MRI

MRI 造影可诊断以下疾病：① 脊髓、马尾肿瘤；② 脊椎、脊椎旁肿瘤；③ 感染性疾病（第46页病例5）；④ 椎管内囊肿性疾病；⑤ 复发性椎间盘突出；⑥ 多发性硬化等脊髓疾患。

MRI 造影时给予 Gd-DTPA 的部位，T_1 加权像呈高信号。例如神经鞘瘤、脊膜瘤等肿瘤，术后瘢痕，游离脱出的髓核等，在单纯 MRI 时 T_1 加权像呈低至中信号，T_2 加权像呈高信号。但是与 MRI 造影对照，除去囊泡部分，其富含细胞的肿瘤可以同样得到圆形的肿瘤图像。手术后瘢痕组织也可显示一定的造影效果，突出的椎间盘无法造影，仅能在其周围造影，对鉴别诊断没有帮助。

▌ 脊髓造影检查

◆ **脊髓造影影像的诊断要点**

❶ 解剖学改变

脊髓造影检查适用于考虑有脊髓、马尾神经、神经根压迫病变，可确认受损部位的高度、范围和解剖学改变的程度（见第 41 页病例 2）。由于脊髓造影是有创伤检查，原则上用于有手术适应证的病例。

❷ 确认有无压迫、硬膜囊的改变和粘连

根据脊髓造影所见，观察硬膜囊、神经根袖的形态变化，有无受压，以及硬膜囊内的变化。

❸ 根据灰度诊断肿瘤

脊髓造影能够区别髓内肿瘤（可见脊髓肿大）、硬膜内髓外肿瘤（边缘清晰的骑跨样缺损，图 2–19）及硬膜外肿瘤（造影剂的前端图像模糊）（见第 41 页病例 2）。

❹ CTM使用的必要性

脊髓造影与能够清晰显示骨组织的 CT 合并使用即 CTM。其可以详细显示与神经组织的关系，与 MRI 不同的是能够准确测得长度和角度，对许多疾病来说已经成为术前不可缺少的检查项目。

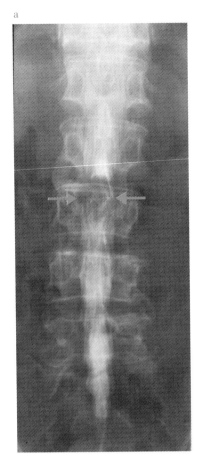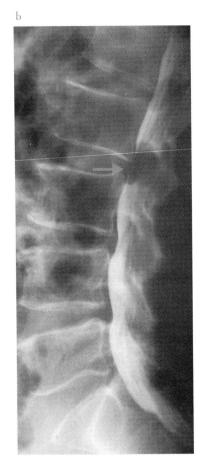

图 2 - 19　马尾神经血管瘤

可见边缘清晰的骑跨样缺损（箭头），确认有硬膜内脊髓外肿瘤。

a. 正位像。　　b. 侧位像。

选择性神经根造影与神经根阻滞检查

◆ 选择性神经根造影与神经根阻滞影像的诊断要点

神经根造影能够显示椎间孔周围的神经根，进行形态的诊断。

分析针刺入时的疼痛、阻滞产生的一过性疼痛和随后出现的永久性疼痛消失，可以判断病变的位置（高度），同时诊断其功能性的改变。利用这个结果可以确定脊柱椎管狭窄、变性侧凸的位置，使手术范围仅限于病变的部位。

对不能进行手术和术后预后不良的病例，神经根阻滞可以作为一种治疗方法，其应用范围比较广泛（见第 49 页病例 7 ）。

椎间盘造影检查

椎间盘造影（CT 造影）是1948年研发的造影方法，用于明确椎间盘突出症的诊断。

◈ **椎间盘造影影像的诊断要点**

❶ 鉴别游离突出物和脊髓肿瘤

椎间盘造影虽然可以详细地显示椎间盘、纤维环的变性状态及脱出物，但由于其有放射性损害，行MRI 检查也可进行诊断，因而椎间盘造影应用减少。但当游离突出物与脊髓肿瘤不易鉴别时，仍须用该方法。

❷ 判断激光治疗后是否适应椎体间固定术

椎间盘造影可以判断激光治疗后残存疼痛的患者再手术时是否需要行椎体间固定术，并为在预定椎间行椎间盘阻滞判断是否有效提供主要依据。

骨扫描检查

◈ **骨扫描影像的诊断要点**

❶ 判断有无骨折及骨折新旧程度，诊断原发性、转移性骨肿瘤和感染性疾患

X 线影像可以显示骨矿物质含量的绝对值。如要观察骨密度的变化，了解 1 cm 病变骨的钙含量是否减少 30% ~ 50%，骨扫描检查则可观察骨的动态学变化，敏感度高，能对骨疾病进行早期诊断。

> **注　意**
>
> ### 骨扫描的缺点
>
> 骨扫描的放射性物质集聚是非特异性的，只是反映局部血流的增加和骨代谢的亢进，不能对疾病进行鉴别诊断。因此，鉴别恶性肿瘤时，要结合临床表现和其他辅助检查进行综合诊断。

病例总汇

病例 **1** 椎管狭窄症（图 2 - 20）

■ 诊断要点

● 单纯 X 线影像	● 不能判断有无腰椎管的骨性狭窄。
● MRI 影像	● 能够了解脊柱椎管的神经组织和周围组织的关系、椎管狭窄的状态及椎间盘的变性程度。
● CT 影像	● 最适合了解椎管的形态。
	● CTM 可以更明确地显示硬膜囊及神经根受压的状态。

a. MRI T₁ 加权像

b. MRI T₂ 加权像

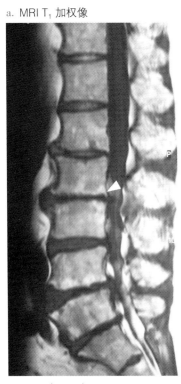
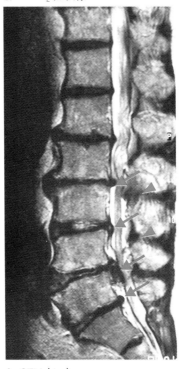

膨隆的椎间盘（绿长箭头）、肥厚的黄韧带（绿短箭头）、骨刺（白箭头）等向椎管内突出，多个椎间的硬膜囊被挤压。

c. CTM（L₂/L₃）

d. CTM（L₃）

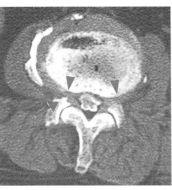
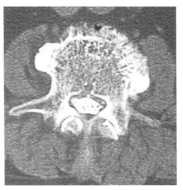

椎间关节变形肥厚（长箭头），导致椎管、椎间孔狭窄（短箭头）。

图 2 - 20　椎管狭窄症

病例 **2** 椎间盘突出症（图 2 – 21）

■ 诊断要点

◎ 单纯 X 线影像　● 有时可以发现椎间盘突出导致的椎间隙狭小和椎间关节的不稳定。

◎ MRI 影像　● 可以了解变性椎间盘的突出和硬膜囊受压的状态。

　● 脱出的椎间盘在 T_1、T_2 加权像呈低信号。

◎ CT 影像　● 椎间盘突出时，可见与椎间水平相同的部位从前方挤压硬膜囊的征象、单侧神经囊的缺损及腰神经根袖的屈曲变形。

◎ 鉴别诊断　● 椎间盘突出通常出现与椎间隙一致的缺损，但突出物游离时，并不出现与椎间隙相一致的缺损。此时要与肿瘤病变相鉴别。

a. MRI T_1 加权像

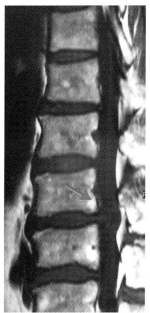

b. MRI T_2 加权像

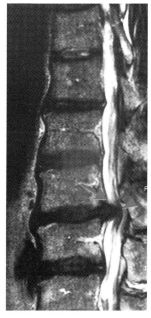

c. 造影（正位像）

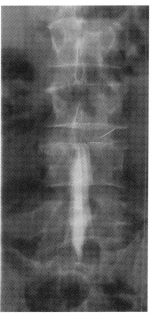

d. 造影（侧位像）

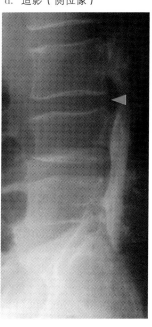

　变性的 $L_{3/4}$ 椎间盘突出（长箭头），对硬膜囊明显挤压的低密度脱出物（短箭头）。

巨大椎间盘突出将硬膜囊向硬膜外挤压。

图 2 – 21 椎间盘突出症

病例 **3** 脊椎不稳定

1. 椎间盘变性导致的 L_4 滑脱症

■ 诊断要点 —— 动态摄影的重要性

● 单纯 X 线影像
- 腰椎正位（图 2 - 22 a）、侧位（图 2 - 22 b）两个方向的摄影仅显示 $L_{4/5}$ 椎间隙的轻度狭窄，疼痛的原因不明。当进行动态摄影时，侧位最大前屈影像（图2 - 22 c）可见 L_4 向前方滑脱，椎间隙后方增大，确认脊椎不稳定。由于合并椎间关节的退行性变，提示 $L_{4/5}$ 椎间盘明显变性。本病例为腰椎不稳定。
- 侧位动态摄影时，发现脊椎向前方或后方滑脱（水平移位）占椎体前后径 5% 以上，可诊断为脊椎不稳定。
- 除了上述脊椎不稳定的形态外，也可在侧位最大前屈影像时出现椎间隙后方局部增大（角度移位）。椎间盘相邻椎体上下缘的夹角增大至 5° 以上，就可诊断为脊椎不稳定。

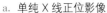

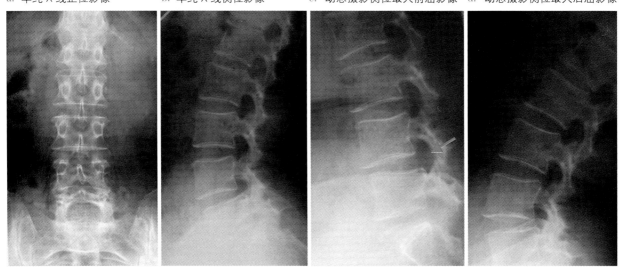

a. 单纯 X 线正位影像　　b. 单纯 X 线侧位影像　　c. 动态摄影侧位最大前屈影像　　d. 动态摄影侧位最大后屈影像

椎间隙的后方增大（箭头）

图 2 - 22 椎间盘变性导致的 L_4 滑脱症

2. 强直性脊椎骨质增生导致的 L_4 滑脱症（图 2 - 23）

a. 单纯 X 线正位影像　　b. 单纯 X 线侧位影像　　c. 单纯 X 侧位前屈影像

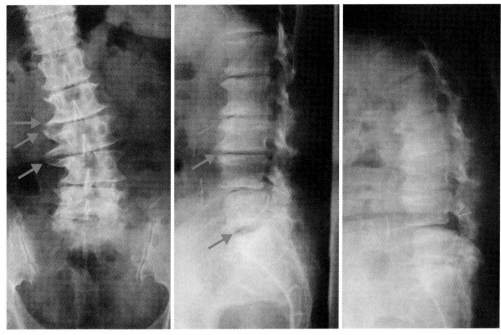

图 2 - 23　强直性脊椎骨质增生导致的 L_4 滑脱症

L_4 滑脱与同部位的硬膜囊受压（短箭头）。骨刺相连形成骨桥（长箭头），椎间隙明显缩小，多个椎体间的可动性消失。唯一可动的 L_4 出现滑脱症。

3. L_5 变形性滑脱症（图 2 - 24）

a. 单纯 X 线正位影像　　　　b. 单纯 X 线侧位影像

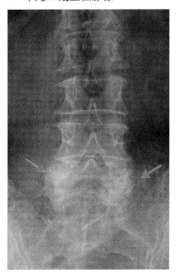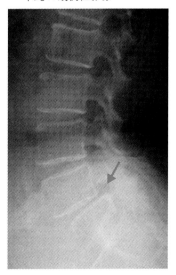

L_5/S_1 椎间关节变形性关节病变导致的骨质增生（箭头）。　　L_5 滑脱（箭头）。L_5/S_1 椎间隙明显缩小。

图 2 - 24　L_5 变形性滑脱症

4. 伴椎弓下沉的L₅分离滑脱症（图 2 – 25）

■ 诊断要点

◈ 单纯 X 线影像　● 单纯 X 线影像可确定椎弓分离。

◈ MRI 影像　● 可确认椎间盘膨隆及变性的状态。

　　　　　　● 了解神经根受压状态和硬膜囊的狭窄状态。

* 分离滑脱症的下肢症状有滑脱部位的椎间盘及上关节突变性肥大导致的神经根压迫症状，还有分离部位的纤维性骨性突出引起的神经根压迫症状。对于难治病例有必要根据 CTM、神经根造影和阻滞等进行综合评估。

a. 单纯 X 线正位影像

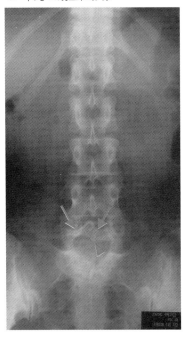

椎弓下沉（短箭头）和潜在性的脊椎分离（长箭头）。

b. 单纯 X 线侧位影像

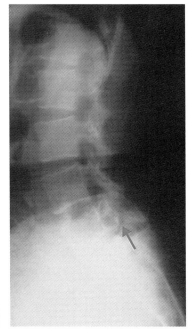

椎弓分离部（箭头）。

c. MRI T₁ 加权像

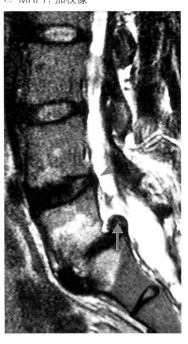

滑脱下方的 L₅/S₁ 椎间盘向后方膨隆（长箭头）和 L₄/₅椎间盘变性（短箭头）。

d. MRI 冠状断层图像

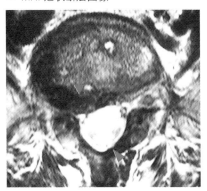

椎间盘向右侧明显突出造成右椎间孔狭小，考虑神经根受压（长箭头）。

因为椎弓后方有残留，因此没有硬膜囊狭窄（短箭头）。

图 2 – 25　伴椎弓下沉的 L₅分离滑脱症

病例 4 多发性骨髓瘤（图2-26）

■ 诊断要点

○ 单纯X线影像 ● 病变致压缩性骨折。

○ MRI影像 ● 多发性骨髓瘤，T_1加权像呈低信号，T_2加权像呈高信号，为多发圆形病灶。

● T_1加权像有以下四种表现：① 正常骨髓像；② 数个低密度局部损伤；③ 无数个低密度局部损伤；④ 蔓延浸润导致椎体的密度低于椎间盘的密度。本病例符合③。

○ 鉴别诊断 ● 多发性骨髓瘤容易漏诊。血清蛋白电泳可见M蛋白，尿中有特异性Bence-Jones蛋白出现，一般检查有高钙血症、贫血、血清白蛋白（serum albumin，常缩写为ALB）不高、血清总蛋白（serum total protein，常缩写为TP）增高、血清碱性磷酸酶（serum alkaline phosphatase，常缩写为ALP）增高等特征性异常改变。

a. 单纯X线正位影像　　b. 单纯X线侧位影像　　c. MRI T_1加权像　　d. MRI T_2加权像

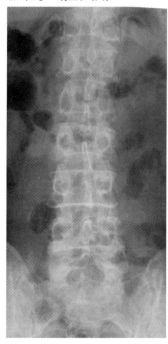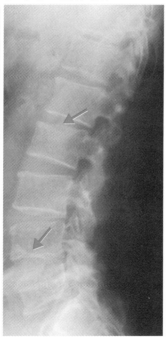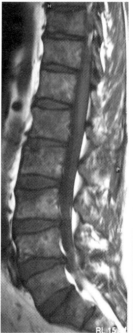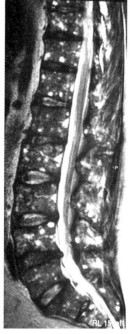

　　　　　　　　　L_2、L_4病变导致的压缩性　　低密度多发圆形病灶。　高密度多发圆形病灶。
　　　　　　　　　骨折（箭头）。

图2-26 多发性骨髓瘤

病例 5　化脓性脊椎炎（L$_{2/3}$）（图 2 – 27）

■ 诊断要点

◉ 单纯 X 线影像	● 单纯 X 线影像显示终板不规则或椎间隙变小。
◉ MRI 影像	● 感染灶在 T$_1$ 加权像呈低信号，T$_2$ 加权像呈高信号。
	● 可确认椎间盘变形状态，椎间盘内或椎管内有无脓肿。
◉ CT 影像	● 可确认椎体的破坏程度（虫蚀样破坏影像）。
◉ Gd–DTPA 造影	● 能对病变椎体及周围肿大部位进行大范围的造影。
MRI 影像	● 有病变肉芽的终板部位呈现极高密度。
	● 不能造影的脓肿。
◉ 鉴别诊断	● 结核性脊椎炎和化脓性脊椎炎，从接近椎体软骨终板部位开始出现椎间盘破坏，累及邻接椎体。
	● 转移性脊椎肿瘤多出现在一个椎体，椎体破坏不断进展，但椎间盘存在。实质性肿瘤的范围超过椎体边缘，或累及椎弓根的情况也很多，这种情况多提示转移性脊椎肿瘤。

a. 单纯 X 线正位影像

b. 单纯 X 线侧位影像

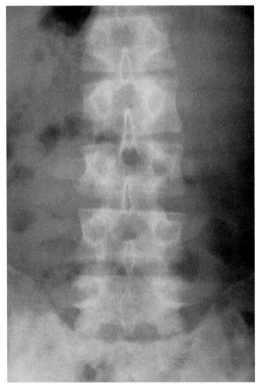
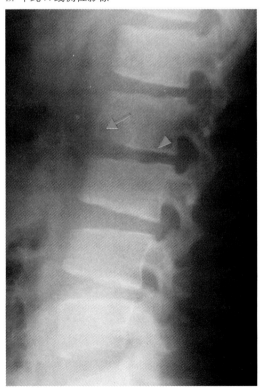

终板前方不规则（长箭头），椎间隙狭窄（短箭头）。

c. MRI T₁ 加权像

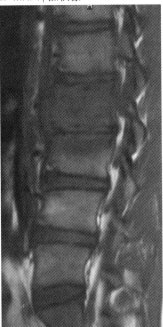

d. MRI T₂ 加权像

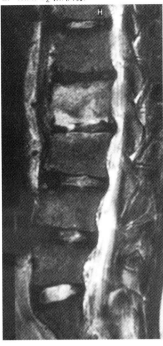

e. Gd-DTPA 造影 MRI 影像

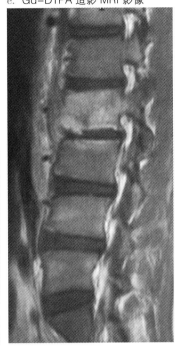

L₂ 前方椎体内及 L₂、L₃ 终板 T₁ 加权像呈低信号（c）、T₂ 加权像呈高信号（d）可确认感染病灶，终板的边界不清。低信号范围累及没有出现的椎体。可以发现椎间盘扁平化和椎间盘前方及中央部位小范围的脓肿。

椎体广范围的造影，可使病灶肉芽组织和相应的终板部位呈极高信号显影。L₁/₂ 终板的异常还可诊断 Schmorl 结节（椎体内突出）。

f. CT 矢状像（来院时）

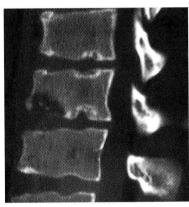

g. CT 冠状像（1 个月后）

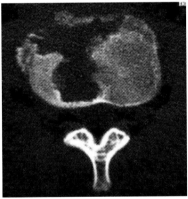

h. CT 矢状像（1 个月后）

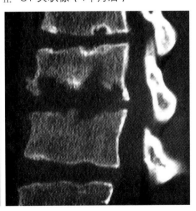

终板邻接部位出现椎体的虫蚀样改变（f~h）。

图 2 - 27　化脓性脊椎炎

本病例虽然给予了抗生素治疗，1 个月后 CT 影像显示骨破坏向后方急速扩散。

病例 **6** 强直性脊椎骨质增生症（图2-28）

■ 诊断要点

● **单纯X线影像** ● 强直性脊椎骨质增生症（ASH）的特征是脊椎呈现蜡烛流下后固定样（candle flame configuration）的广泛骨化灶。

● **鉴别诊断** ● 强直性脊椎炎（ankylosing spondylitis）增生骨的形状在垂直方向上呈薄层扩散，在椎体边缘形成骨桥，与ASH不同。

● 患ASH时脊椎大范围活动受限，相反，由于压力集中在没有骨刺形成、可活动的椎间隙，该部位出现滑脱或椎间盘异常时也可以发病（见第43页"强直性脊椎骨质增生症导致的L_4滑脱症"）。

● 与强直性脊椎炎不同，ASH的椎间关节正常，没有骶髂关节的融合。

● 韧带骨化出现在髋关节、膝关节等大关节处。而骨刺限制了关节的活动成为疼痛的原因，但不伴有关节裂隙的变小。

● 广泛的骨化可累及椎管的后纵韧带，产生脊髓症状。

● ASH合并颈椎前纵韧带骨化症的发病率高，有时压迫食管可出现咽下障碍。

● 1976年，Resnick发现脊柱以外的韧带出现骨化现象，并称之为弥漫性特发性骨骼肌骨质增生症（DISH）。

a. 单纯X线正位影像　　　　b. 单纯X线侧位影像　　　　c. 单纯X线侧位影像（颈部）

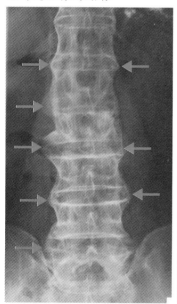 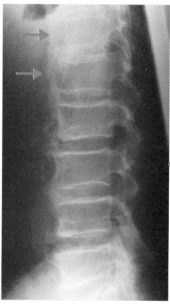 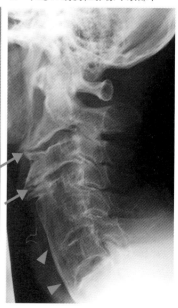

脊椎的骨刺向侧方突出，并上下相连（箭头）。　　上位腰椎椎体前方线状前纵韧带骨化（箭头）（椎间隙的高度存在）。　　颈椎前方较大的骨刺（长箭头）和前纵韧带骨化症（短箭头）（有咽下障碍）。

图2-28　强直性脊椎骨质增生症

病例 **7** 腰椎变性侧凸症（图 2 - 29）

■ 诊断要点

◉ **单纯 X 线影像** • 椎间盘楔形化，可确认有无滑脱、侧凸的状态或不稳定。本病例从影像上考虑为多发性，不能确定原发病灶（责任病灶）。

◉ **神经根造影** • 在特定的神经根周围注入造影剂，可以选择性地显示出神经根。

• 针扎入或造影剂注入时产生的刺激症状或使用局部麻醉药（简称局麻药）时出现的阻滞效果可以进行神经学分析，确认原发（责任）病灶（机能诊断）。

• 脊髓造影没有明确的表现，但有神经根症状时（侧位突出或椎间孔内突出等）可进行形态学诊断。

• 影像显示有多个椎间病变时，为了确定原发病变的高度，术前应行神经阻滞预测治疗效果。

• 怀疑有精神因素时的确诊手段。

• 对以强烈神经根刺激症状为主的坐骨神经痛治疗有效。

a. 单纯 X 线正位影像

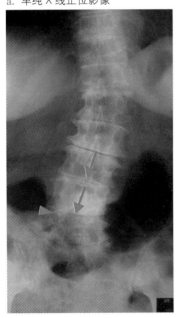

b. L_4 神经根造影

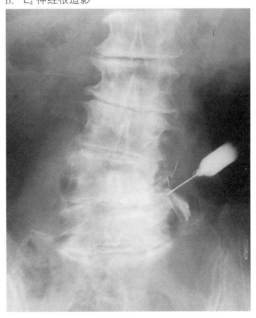

椎间盘楔形变（长箭头）和椎体向侧方滑脱（短箭头）。

L_4 神经根被向外侧膨出的 $L_{4/5}$ 椎间盘或骨刺压迫，引起行走异常（箭头）。选择性 L_4 神经根阻滞使疼痛减轻，判断 $L_{4/5}$ 椎间为原发病灶，在 $L_{4/5}$ 椎间实施后路腰椎椎间融合术。

图 2 - 29 腰椎变性侧凸症

病例 **8** L$_3$ 压缩性骨折后假关节（图 2 – 30）

■ 诊断要点

● 单纯 X 线影像 ● 有陈旧性压缩骨折，或者有再压迫。

● MRI 影像 ● ① 判断新鲜骨折还是陈旧骨折；② 真空裂隙或椎体后缘的破坏程度。

● CT 影像 ● 真空裂隙或椎体后缘的破坏程度。

● 鉴别诊断 ● 骨质疏松症致椎体压缩后，持续顽固性疼痛应怀疑有再压迫或假关节。

a. 单纯 X 线站立位正位影像　　b. 单纯 X 线坐位前屈位影像　　c. 单纯 X 线坐位后屈位影像

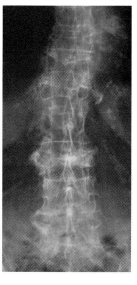 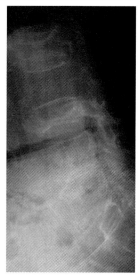 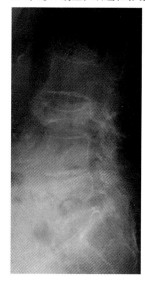

T$_{11}$、T$_{12}$、L$_1$的陈旧性压缩骨折及怀疑以前有假关节导致的 L$_3$ 再压迫，站立位（a）及坐位的动态摄影（b、c），椎体的高度不变，但假关节的诊断较困难。

d. MRI T$_1$加权像　　e. MRI T$_2$加权像　　f. CT影像

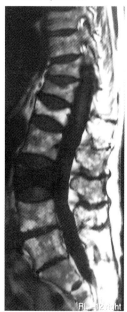 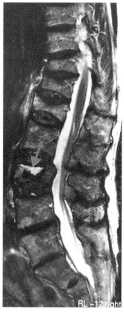 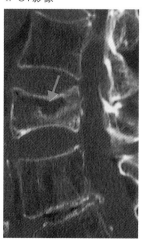

仰卧位拍摄的 MRI（d、e）和CT（f），较站立位时椎体高度增加，并明确有真空裂隙（箭头），证明有压缩性骨折后假关节的存在。

图 2 – 30　L$_3$ 压缩性骨折后假关节

第三章 腰痛的联合诊疗

儿玉博隆，清水克时

腰痛属于生活机能病

腰痛在日常诊疗中是所有科室中主诉最多的症状。

在医学统计上，将有自觉症状者称为有主诉者，日本 10 人中有 1 人主诉腰痛，占主诉者的第一位（2004 年厚生劳动省国民生活基础调查）。

虽然腰痛大部分可以自愈，但也会潜伏重大疾病。腰痛属于生活机能病，应重视患者的理解和选择来确定治疗方法，与脊椎专科医师联合诊疗非常重要。

腰痛诊断与治疗的方法

要确定每位急性腰痛病例的特定发作机制大多很难。根据患者卧床休息数日后症状是否能够减轻来选择治疗腰痛的原则，是临床上常用的方法，称为治疗性诊断（图 3 - 1）。

在当地医院，每天可以由同一位医生对患者的状态进行观察和诊断，对腰痛患者来说具有优越性。

◆ 老年人腰痛

与年轻患者不同，老年人往往有脊柱退行性改变及高龄导致的变性改变等，因此，在有外因的情况下很容易产生疼痛。

虽然急性非特异性腰痛可以治疗，但与脊柱变性有关的疼痛多无法治疗，所以有些腰痛不能100%的消失。这种情况的腰痛是在慢性退行性改变基础上的急性腰痛（慢性疾病急性发作）。另外，即使在 X 线影像上能见到变性改变，也不一定与急性腰痛的病因有关。

● 没有自觉症状的颈髓或腰髓损伤

多数腰痛的原因有脊柱退行性改变，中老年人多同时出现颈椎、胸椎的变化，因此，有些即使没有腰痛症状而有脊髓损害者也不少见。

要认识到以腰痛为主诉就医的患者中，有相当多的人存在无症状的颈髓或胸髓损害。

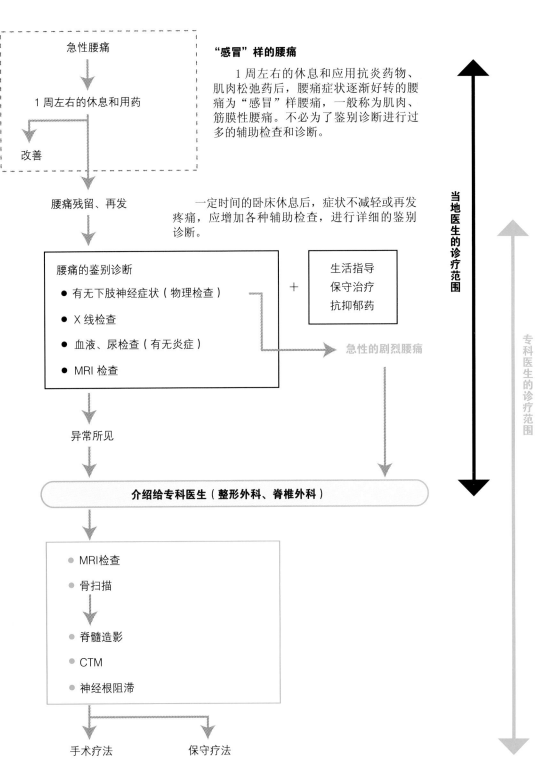

"感冒"样的腰痛

1周左右的休息和应用抗炎药物、肌肉松弛药后，腰痛症状逐渐好转的腰痛为"感冒"样腰痛，一般称为肌肉、筋膜性腰痛。不必为了鉴别诊断进行过多的辅助检查和诊断。

一定时间的卧床休息后，症状不减轻或再发疼痛，应增加各种辅助检查，进行详细的鉴别诊断。

图 3－1　腰痛诊断与治疗的流程

老年人腰痛和转移性脊椎肿瘤

鉴别诊断老年人腰痛时，勿忘转移性脊椎肿瘤。虽然转移性脊椎肿瘤多数不能通过手术治愈，但为了减轻疼痛、阻止麻痹的发展、提高患者的生活质量（quality of life, QOL），也可进行手术治疗，所以转移性脊椎肿瘤的早期诊断很重要。癌转移后生命期有限，维持生活机能非常有意义。

● 心因性腰痛

心因性腰痛在老年人中也常见到。慢性腰痛患者常因持续性疼痛引起精神性痛苦，必要时需要加用小量镇静剂，尤其是使用抗抑郁药，能够减轻症状，其中有些患者只使用抗抑郁药就可使腰痛消失。

腰痛诊断和治疗时，应当牢记表 3 - 1 所列的内容。

表 3 - 1　生活机能性腰痛的诊疗要点

- 考虑机械性因素
- 老年患者要考虑有无脊椎或脊髓的退行性病变
- 考虑有无转移性肿瘤（发生率高）
- 考虑有无心理性因素
- 手术疗法也需要进行诊断和联合诊疗
- 患者对治疗方法的理解和选择很重要

◆ 慢性腰痛

慢性腰痛患者多数是边继续工作，边进行治疗。对不需要手术治疗的器质性疾病或发现有指征而希望保守治疗的患者，常需在患者居住地附近的当地医院进行保守治疗。

多数情况下，嘱患者穿戴软性的整形矫正服，针对患者自觉症状给予消炎镇痛药或肌肉松弛药，并指导患者用药。必要时给予小量镇静剂或加用少量抗抑郁药。

生活指导，要确认有无工作姿势异常或工作时间过长，需要时调整工作环境。

顺利的联合诊疗实例

当地医生向专科医生转诊患者的时机非常重要（图 3 - 1、表 3 - 2）。

为了永久性根除疼痛，掌握手术时机很重要。是否选择手术应该取决于患者自身的意愿。是应用保守疗法在忍耐慢性腰及下肢疼痛的同时满足于室内的生活，还是通过手术获得在室外的活动能力（高生活机能），患者自身的选择很必要。

当采用保守方法治疗腰痛无效时，应将患者介绍给脊椎专科医生（手术医生），在患者对治疗方法理解的基础上，通过与专科医生的交流，来帮助患者坚定手术治疗的决心。另外，大学附属医院的医生之间、市内医院的同事间，对于治疗方法和手术适应证的观点有很多相同之处，日常的联系也很多。积极参加区域性的研讨会，与整形外科医生或其他科的医生进行信息交流，对顺利地进行病情诊治具有重要作用。

腰痛临床诊疗的经验

（1）安静卧床休息数日后症状缓解者除外，要考虑炎性和机械性两种因素。

（2）伴随有直肠、膀胱功能障碍和运动麻痹，怀疑有脊髓、马尾压迫性疾病时，要及早将患者介绍给专科医生。

（3）顽固性慢性腰痛或急性腰痛反复发作，诊断为器质性疾病时，要与脊椎专科医生联系手术的可行性，同时进行保守治疗。

（4）加深患者对手术疗法和保守疗法得失的理解，有助于患者做出决定。

腰痛属于生活机能性疾病，在制订包括手术在内的全部治疗计划时，当地医生和专科医生、手术医生密切配合，明确诊断至关重要。

表 3 - 2 　根据腰痛的紧急程度分类

1. 紧急程度高的腰痛 = 伴随有直肠膀胱麻痹的脊髓、马尾压迫病变
- 严重腰椎间盘突出症
- 脊髓、马尾肿瘤
- 破坏性脊髓病变
  - 脊椎骨髓炎（化脓性脊椎炎、结核性脊椎炎）
  - 转移性脊椎肿瘤、骨髓瘤、淋巴瘤
  - 外伤性骨折、脱臼
  - 伴有压缩性骨折的脊椎骨质疏松症

伴有直肠膀胱麻痹、下肢运动麻痹的腰痛虽然很少危及生命，但麻痹的恢复困难，所以紧急程度高。中心型腰椎间盘脱出、炎症、肿瘤、外伤等导致的破坏性脊椎病变，可以产生进行性运动麻痹。应在麻痹没有完全出现之前将患者尽快介绍给专科医生

2. 中等紧急程度的腰痛 = 不伴有直肠膀胱麻痹、运动麻痹的脊髓、马尾压迫病变
- 腰椎间盘突出症
- 脊髓、马尾肿瘤
- 伴有压缩性骨折的脊椎骨质疏松症
- 肌筋膜性腰痛（非特异性腰痛）
- 紧急程度低的腰痛急性发作

3. 紧急程度低的腰痛（除急性腰痛发作以外）
- 脊椎变性疾病
- 腰椎管狭窄、变形性脊椎疾病
  - 腰椎变性滑脱、变性侧凸
  - 腰椎分离、分离滑脱
- 脊椎骨质疏松
  - 椎弓切除术后腰及下肢疼痛

在腰痛中紧急程度低的疾病有许多种，这些疾病在 X 线等影像诊断时可以发现器质性病变。虽然急性腰痛反复发作，每次采用静卧或支具疗法（软性约束）、药物疗法均可减轻症状

小贴士

从临床病例看疾病的联合诊断

● **脊椎压缩性骨折**（图 3 - 2）

以骨质疏松为基础的脊椎椎体骨折发生率很高，诊断也较容易。但最近的文献指出，单纯根据 X 线影像的正确诊断率只有 24.8% 左右。尤其是既往有骨折病史者，为了正确地诊断，有必要进行 MRI 检查。但由于价格昂贵，有 MRI 设备的医院有限，即使有 MRI 设备，也很难迅速进行检查。因此，要详细了解有 MRI 设备的医院，为了确定诊断，与医生保持良好的关系非常重要。

a 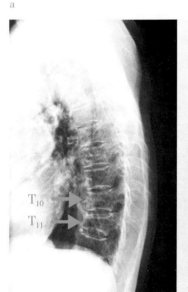 b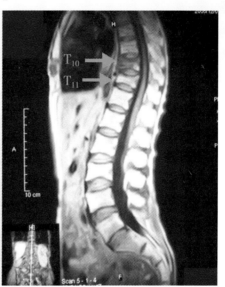

图 3 - 2　脊椎压缩性骨折

a. X 线影像显示 T_{11} 有压缩性骨折（箭头）。
b. MRI 影像显示 T_{10} 有压缩性骨折（箭头）。

● **化脓性脊椎炎**（图 3 - 3）

化脓性脊椎炎的 X 线表现在感染发病后 2 ~ 8 周才出现，病变初期不易确定诊断。MRI 检查不仅可以进行早期诊断，而且可以与转移性肿瘤进行鉴别诊断。MRI 造影敏感性更高。治疗基本是保守治疗，但长期住院显然存在困难。

● **多发性骨髓瘤**

多发性骨髓瘤是浆细胞肿瘤化的疾病之一，肿瘤化浆细胞的单一性抗体（M 蛋白）大量产生，并在血液中异常增加。

腰背部疼痛的特征是安静时较轻，活动时加重。临床症状疑有多发性骨髓瘤的患者，要进行蛋白分类检查和包括血沉在内的血液检查。一些医院的血液检查委托给其他医院，但在 M 蛋白检出的正式报告到达之前，要通过电话尽早联系。炎症反应不仅是 C 反应蛋白（C-reactive protein，CRP），如果血沉等能够在本医院检测，在诊疗期间可以得到结果，有助于防止漏诊。偶尔也有 M 蛋白阴性的类型，要加以注意。

　　由于有些医院对多发性骨髓瘤的治疗不精通，因此要了解欲介绍的医院是否有专科医生，并且要清楚专科医生出诊日期。虽然发病率在 10 万人口中有 3～4 人，但随着人口的老龄化，发病率有增加的趋势，首诊到整形外科就诊的患者也不少。

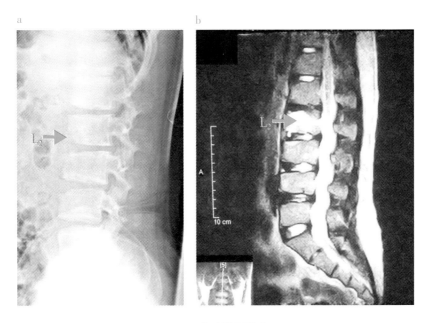

图 3-3　化脓性脊椎炎

a. X 线影像显示 L_2 椎体下缘有轻度的不规整。

b. MRI 影像显示 L_2 有化脓性脊椎炎。

第二部分 腰痛的诊断与治疗

第四章　腰椎管狭窄症

中村正生

概述与分型

与腰椎相关的疾病中，腰椎管狭窄症（lumbar spinal canal stenosis，LSCS）为不一定有腰痛主诉的代表性疾病之一。目前，该病的分型广泛使用莲江等的三类分型法，即马尾型、神经根型和混合型（表4-1）。

马尾型与混合型

马尾型、混合型对保守疗法反应差，如果错过时机而发展成下肢麻痹，即使手术也不能使病情得到明显改善。为了早期发现马尾型、混合型的适宜手术时机，仔细询问有无膀胱直肠功能障碍（排尿、储尿障碍等）、会阴部症状（间歇性勃起，阴部、会阴部的感觉异常等）非常重要。

神经根型

神经根型通常是指单根神经障碍，表现为受累神经根对应部位的感觉障碍和运功障碍。对保守疗法有良好的反应，应用阻滞疗法使较多病例的症状得到明显改善。

表4-1　腰椎管狭窄症的分型

马尾型
- 下肢、臀部、会阴部的感觉异常
- 膀胱直肠功能障碍
- 下肢无力感
- 性功能不全
- 无疼痛
- 多神经根性障碍

神经根型
- 下肢疼痛
- 单神经根性障碍

混合型
- 马尾型与神经根型的合并型

从问诊、望诊、触诊开始

！ 有下列主诉时应引起高度注意

● 腰及下肢疼痛或麻痹症状。
● 间歇性跛行。
● 足下垂。

诊断 —— 症状

◆ 问诊

诊断腰椎管狭窄症，患者的问诊非常重要。

首先，询问保持站立或步行数分钟后是否有腰及下肢疼痛或麻痹症状加重，确认是否存在本症的特征性症状 —— 间歇性跛行。

其次，确认上述症状是否在腰椎直立位和后屈位时加重，而在前屈位时消失，即有无姿势因素的影响。由于患者多为老年人，除向本人询问以外，家族成员或医院职员等相关人员也可以提供重要的信息。

◆ 望诊（姿势因素）

出现因姿势改变导致症状变化的间歇性跛行（持续步行或长时间站立引起腰痛加重，向前弯腰或蹲下时能使症状减轻），应高度怀疑本症（图4-1）。

对于能够骑自行车的患者，可应用"自行车实验（bicycle test）"，即骑车时症状减轻，对本症的诊断也很有意义。

注　意

感觉进行曲

保持直立步行时，感觉异常或感觉低下等感觉障碍范围扩大（随着行走，臀部或下肢的疼痛、麻痹范围扩大，行走困难）即"感觉进行曲（sensory march）"，是腰椎管狭窄症的特征。

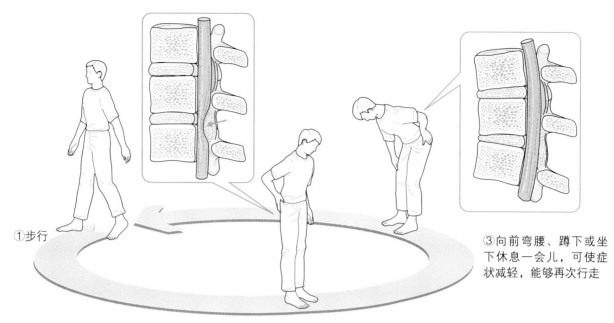

①步行

③向前弯腰、蹲下或坐下休息一会儿，可使症状减轻，能够再次行走

②随着步行时间延长出现足部和腰部的疼痛、麻痹，行走困难

图 4 - 1　间歇性跛行

诊断 —— 物理检查

◈ 站位负荷试验

在门诊观察室等处，让患者站立，观察是否出现下肢症状的检查方法即站位负荷试验。患者在数分钟站立后出现腰及下肢疼痛或麻痹症状为站位负荷试验阳性。

◈ 神经系统检查

由于本症的好发部位在 $L_{4/5}$ 间隙，多出现跟腱反射低下或消失。

● 股神经牵拉试验

本症股神经牵拉（femoral nerve stretch，FNS）试验多为阴性（图 4 - 2）。

● 直腿抬高试验

本症直腿抬高（straight leg raising，SLR）试验多为阴性（图 4 - 3）。

● 下肢肌力试验

实施徒手肌力试验（manual muscle testing，MMT）见表 4 - 2。

表 4 - 2　MMT 的评估

5（正常）	可在所有的运动范围内活动，可对抗最大强度的徒手抵抗力，并最终保持最大的运动范围
4（好）	可在所有的运动范围内活动，可对抗中等强度的徒手抵抗力，并最终保持最大的运动范围，但是稍稍有些减弱
3（尚可）	可在所有的运动范围内活动，但不能对抗徒手抵抗力
2（弱）	在没有重力的情况下，可在所有或一部分的活动范围内运动
1（微弱）	可看到肌肉收缩，有触觉，但关节不能运动
0（零）	肌肉收缩、关节运动完全消失

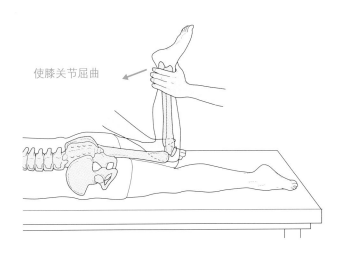

图 4 - 2　股神经牵拉试验

　　使患者的髋关节伸展，握住其足踝处，使其膝关节屈曲。如果患者感到同侧大腿前面疼痛，怀疑其 L_2、L_3、L_4 神经根损害。

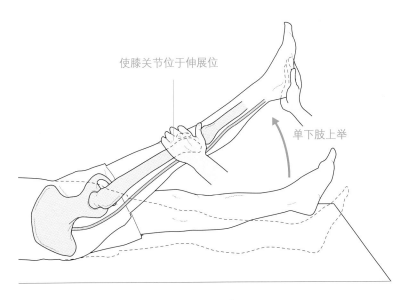

图 4 - 3　直腿抬高试验

　　患者仰卧位，使其膝关节伸展，单腿上举。70° 以下患者出现下肢后面疼痛为阳性。

◆ **肌力检查**

根据病变部位多出现胫骨前肌、踇长伸肌、踇长屈肌等肌力的低下，在繁忙的日常诊疗中，每次都给患者进行徒手肌力试验会很麻烦，但对于确定下肢肌力，特别是胫骨前肌的肌力下降导致的麻痹性足下垂非常重要。

如果想通过手术改善症状，就应在麻痹完全出现之前及早实施手术。特别是患者没有主诉，但从望诊上发现步态异常、足下垂，说明患者已经出现胫骨前肌的麻痹，应嘱咐患者进行包括手术疗法在内的适当治疗。

足下垂

所谓足下垂，是指足尖不能抵抗重力向上抬起，从踝关节到足尖都呈无力的下垂状态（图4-4a）。由于下垂，足尖不能上举，跨过门槛或上台阶时容易跌倒（图4-4b）。

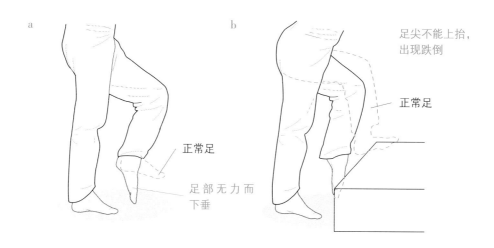

图4-4　足下垂

诊断 —— 影像学检查

◆ **单纯 X 线**

早期应进行 X 线检查。通常拍摄腰椎正位、侧位及功能状态（前后屈），必要时拍摄双斜位。

◎ **诊断要点**

（1）正位、侧位影像观察腰骶椎的骨排列、椎间隙的狭窄、椎体的变形等。特别是正位影像要确认有无椎间关节的肥厚、W形椎弓（图4-5）等，侧位影像确认有无椎体的滑脱（图4-6）。

（2）功能状态能够观察椎体的不稳定。

（3）斜位影像多可以提供诊断腰椎管狭窄的直接信息。

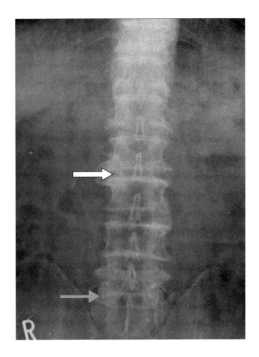

图4-5 单纯X线正位影像

可见W形椎弓，椎间盘狭小（绿箭头）、楔状化（白箭头）。

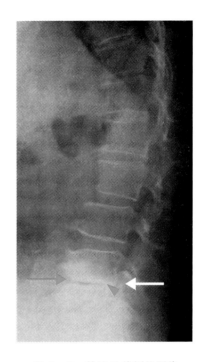

图4-6 单纯X线侧位影像

可见椎间盘狭小（绿长箭头），椎间孔狭小（白箭头），L_4变形性滑脱（绿短箭头）。

◈ MRI

从MRI影像不仅可以了解骨组织的变化，还可以观察到其周围软组织的改变，具有诊断意义。通常T_1和T_2加权像分别有矢状面和横断面两个断面、四个方位影像。有时冠状断面影像也可以代替脊髓造影。

◈ 诊断要点

（1）矢状面影像可以很好地显示椎管与周边组织的解剖学位置关系。矢状面T_2加权像可以清晰显示脑脊液的高信号，适用于准确地了解狭窄的状态（图4-7）和马尾神经的走行。

（2）椎旁矢状面影像可以显示椎间孔部位神经根受压导致的脂肪影像的消失，并可与其他椎间孔进行比较。

（3）横断面影像的T_1加权像可以很好地观察椎间盘向后方突出和黄韧带向前方肥厚性突出等结构。T_2加权像与矢状面影像相同，很容易观察到椎管狭窄的状态和受到挤压（图4-8）的马尾神经形态。

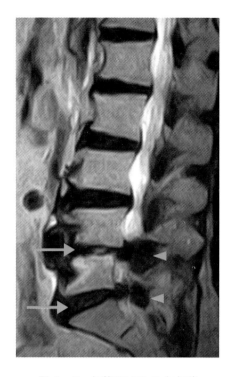

图 4 - 7 矢状面MRI T₂加权像

$L_{4/5}$、L_5/S_1椎间盘变性（长箭头），
前后压迫导致硬膜囊狭小（短箭头）。

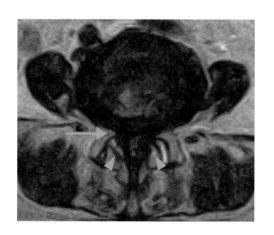

图 4 - 8 横断面MRI T₂加权像

硬膜囊狭小，椎间盘向后方突出（长箭
头），黄韧带向前方肥厚（短箭头）。

◆ 脊髓造影（包括CTM）

通过问诊、物理检查、影像学检查等确定了病变部位后，最终的确诊通常需要脊髓造影和CT（或CTM）检查。脊髓造影是所有检查中侵害性最大的检查方法，检查后患者需要安静休息，因此要住院后实施。

脊髓造影后，在造影剂没有完全代谢之前做CTM检查，可以清晰地显示压迫椎管的骨刺、外侧凹陷、后纵韧带骨化等骨性因素，比MRI影像更能够提供重要的信息（图4-9）。

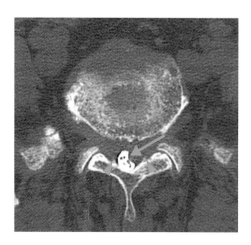

图 4 - 9 CTM 影像

后纵韧带骨化、黄韧带肥厚、椎间关节变性导致的硬膜囊
（长箭头）和神经根（短箭头）显著受压。

● **诊断要点**

（1）与仰卧位安静状态下的 MRI 影像相比，脊髓造影可以进行动态摄影，了解随体位改变椎管狭窄程度的变化。

（2）脊髓造影对于最终判断是否行手术治疗具有帮助作用。不受体位影响，造影剂出现中断时，可判断"完全阻断"，不久将会出现麻痹的可能性极大，必须积极考虑手术治疗（图 4 - 10）。

◆ 神经根造影

神经根造影并同时行神经根阻滞，可根据疼痛再现来确定病变部位，为手术方式的选择提供重要的信息。

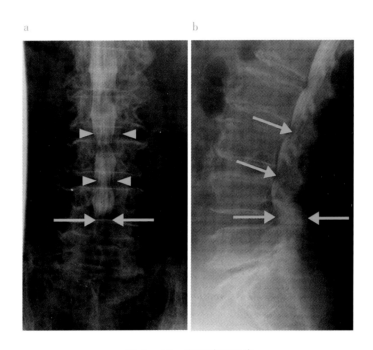

图 4 - 10　脊髓造影影像

a. 在 L$_{4/5}$ 处造影剂不能通过（长箭头），说明有完全梗阻。L$_{2/3}$、L$_{3/4}$ 处神经根囊的阴影缺损（短箭头）。

b. L$_{2/3}$、L$_{3/4}$、L$_{4/5}$ 硬膜囊显著受压（长箭头）。

 注　意

严禁只根据影像做诊断!

影像诊断，尤其 MRI 影像是很好的辅助诊断依据。但只注意腰椎间盘向后方突出即诊断为"椎间盘突出症"，可能得不到确切的治疗；而且仅根据影像结果确定是否适应手术，也是欠考虑和无意义的。

椎管狭窄症的诊断应以问诊和物理检查为基础，先确认有无姿势的因素。

不要忘记上位脊椎病变

间歇性跛行是腰椎管狭窄症的临床表现。MRI 影像可以显示腰椎特定部位椎管狭窄。脊髓造影可见完全阻滞。"好，这一定是腰椎管狭窄。"但是，这样的病例在实施减压术或椎间固定术后，有时症状的改善并不像想象得那么好。这种情况往往有上位如颈椎或胸椎的椎管狭窄。如果没有注意颈椎、胸椎的压迫情况而实施腰椎手术，有时会有危险。

术前必须确认以下各项。

（1）是否有上下肢的腱反射亢进或 Hoffman 征阳性。

（2）影像学检查是否发现颈椎、胸椎的椎管狭窄。

（3）脊髓造影是否在上位脊椎同时存在阻滞等。

要注意"腰痛"

根据《平成 16 年（2004 年）国民生活基础调查的概况》（厚生劳动省），日本人主诉腰痛的为第一位，65 岁以上男性占 161.6/1000、女性占 209.6/1000，大概男性每 6 人中有 1 人、女性每 5 人中有 1 人主诉腰痛。

在以"腰痛"为主诉的患者中，多数有臀部、腰部、下肢疼痛及间歇性跛行，但是仅以腰痛就诊。"腰"本身的范围实际是很小的，但清楚地划出它的界限，并达成共识却有一定难度。

2005 年发表的以腰痛为主诉在骨科就诊的 2 226 例患者的调查研究中显示，临床诊断为腰椎管狭窄症以外疾病的 1 449 例中，47.8% 即 692 例回答有"间歇性跛行"，45.8% 即 663 例回答"腰部后屈时症状加重"。尤其是诊断为"腰椎管狭窄症以外的间歇性跛行"的 692 例中，56.1% 即 388 例回答"前屈位时步行能力改善"。这说明腰椎管狭窄症的诊断并不容易。

主诉腰痛的病例中，50%～60% 或以上有腰椎管狭窄。

鉴别诊断

血管性间歇性跛行（闭塞性动脉硬化症）

表现为间歇性跛行的疾病还有闭塞性动脉硬化症。本症肾动脉分支以下的腹部大动脉、下肢动脉的硬化导致血管狭窄或闭塞，出现下肢的缺血状态。

● **诊断要点**

（1）本症间歇性跛行的特点是姿势的变化并不影响下肢疼痛的症状，其症状也是在步行一段距离后出现，与姿势无关，休息一定时间后症状改善。

（2）触诊双下肢股动脉以下的腘动脉、足背动脉，可判断有无动脉狭窄和闭塞、左右侧有无差别。

（3）测定踝臂指数（ankle brachial index，ABI），即踝与臂动脉血压比，其值小于0.9时，应怀疑为血管性间歇性跛行。

◆ **脊髓性间歇性跛行**

脊髓性间歇性跛行也是需要鉴别的疾病。本症是由于步行时脊髓血管狭窄引起短时性缺血导致的间歇性跛行。

● **诊断要点**

（1）Babinski 征阳性（图 4 – 11）。

（2）膝腱反射（patellar tendon reflex，PTR）、跟腱反射（achilles tendon reflex，ATR）亢进。

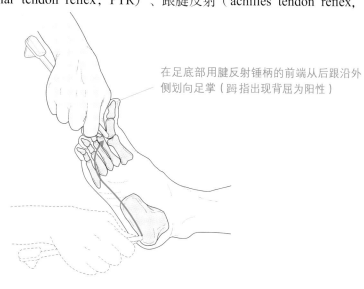

在足底部用腱反射锤柄的前端从后跟沿外侧划向足掌（踇指出现背屈为阳性）

图 4 – 11　Babinski 征检查方法

◆ **腰椎间盘突出症**

腰椎间盘突出症常常容易与腰椎相关疾病相混淆。两类疾病均主诉有腰痛和下肢疼痛，均由硬膜囊受到物理性压迫所致。用简单的方法可区分两类疾病。

● **诊断要点**

（1）腰椎前屈位时，腰痛和下肢疼痛增重。

（2）直腿抬高（SLR）试验阳性（图 4 – 3）。

◆ **糖尿病性神经损害**

● **诊断要点**

（1）有糖尿病病史。

（2）主诉为左右对称的下肢疼痛或麻痹。

便利的诊断工具

在繁忙的临床工作中，对多种疾病进行鉴别诊断需要一定的时间和精力，因此需要有一种简便的方法。

2006年日本脊椎脊髓疾病学会发表的《腰椎管狭窄症诊断工具（2006年）》（表4-3）中只有11项检查项目，非常简便，容易使用，对门诊鉴别诊断很有帮助。

该"诊断工具"得7分以上，高度怀疑腰椎管狭窄症，要迅速将患者介绍给脊椎专科医生。

表4-3 腰椎管狭窄症诊断工具（2006年）

将检查项目相应的分数求和。注意，有下画线的为负数

病例

年龄　　　　　　　□ 60 岁以下（0）
　　　　　　　　　□ 60～70 岁（1）
　　　　　　　　　□ 71 岁以上（2）

糖尿病病史　　　　□ 有（0）　　　　　　□ 无（1）

问诊

间歇性跛行　　　　□ 有（3）　　　　　　□ 无（0）
站立时下肢症状恶化　□ 有（2）　　　　　□ 无（0）
前屈时下肢症状减轻　□ 有（3）　　　　　□ 无（0）

体格检查

前屈时出现下肢症状　□ 有（-1）　　　　　□ 无（0）
后屈时出现下肢症状　□ 有（3）　　　　　□ 无（0）
*ABI: 0.9　　　　　□ 以上（3）　　　　　□ 达不到（0）
**ATR: 低下、消失　□ 有（1）　　　　　　□ 正常（0）
***SLR 试验　　　　□ 阳性（-2）　　　　 □ 阴性（0）

合计　　分

*ABI: ankle brachial index 的缩写，即踝臂指数
**ATR: achilles tendon reflex 的缩写，即跟腱反射
***SLR: straight leg raising 的缩写，即直腿抬高试验

合计在7分以上，腰椎管狭窄的可能性高，要介绍给专科医生，确定诊断

以下情况，应将患者介绍给专科医生
（1）有重症疾病的可能（恶性肿瘤、脊椎感染、压缩性骨折等）；
（2）有腰椎管狭窄或椎间盘突出的可能

治疗 —— 保守治疗

◆ 药物疗法

非甾体抗炎药

对于腰痛、下肢痛早期出现的疼痛，多使用非甾体抗炎药（non-steroidal anti-inflammatory drugs，NSAIDs）。该类药物较多，对于慢性疼痛要选择长期使用后不容易出现不良反应的制剂，而对于急性发病者应选择半衰期短、镇痛效果强的制剂。

但是，NSAIDs不论是内服还是外用，都会引起以消化道症状为主的不良反应，特别是长期使用和使用多种制剂时更要注意，应该和其他疗法联合使用。禁止盲目地给予NSAIDs。

维生素B$_{12}$

对于下肢等的麻痹症状，维生素B$_{12}$有效。维生素B$_{12}$可以促进神经根等神经组织的功能恢复。

前列腺素E$_1$

对于本病的特征性病变 —— 间歇性跛行，前列腺素E$_1$有效。前列腺素E$_1$可以扩张末梢血管，增加马尾神经等的营养和供氧，改善间歇性跛行。

注　意

药物疗法的时限

药物疗法进行2～3个月后，如果症状没有改善，要考虑选择其他治疗方法。

◆ 支具疗法

腰椎滑脱或变性侧凸可引起腰椎管狭窄症，这些病变导致姿势改变引起症状恶化。

腰部约束带、腰部固定带为代表的腰部支具，可限制运动、保持姿势，起到稳定腰椎、缓解疼痛的作用。

腰部约束带分为软性约束带（图4-12 a）和用塑料制成的或含有金属结构的硬性约束带（图4-12 b）。

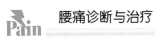

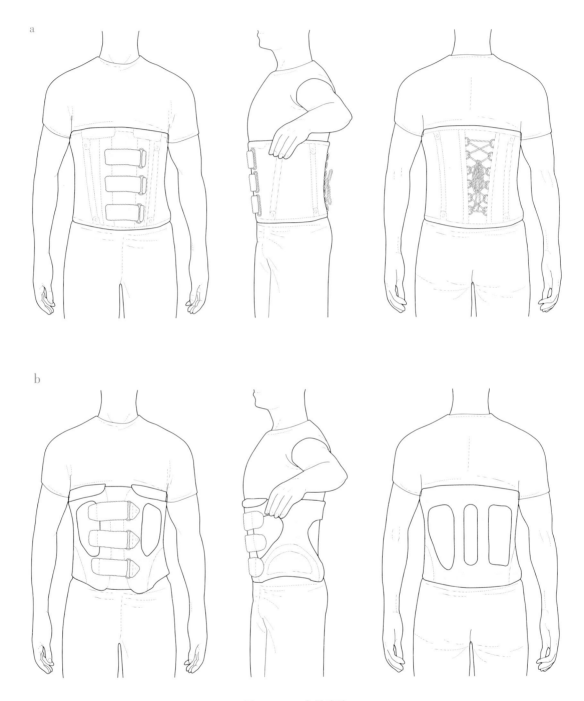

图 4 - 12　支具疗法

a. 软性约束带：重量轻、透气性好，对腰椎的固定力较弱。

b. 硬性约束带：对腰椎的前后屈曲有较强的限制性，透气性较差。

支具疗法的时限

支具疗法也不是根本的治疗方法，治疗过程中患者出现症状不断加重或明显影响日常生活时，应在其出现麻痹症状之前及时介绍给脊椎专科医生。

手术后3个月内，有必要再次使用支具。

◆ 阻滞疗法

神经根性下肢疼痛，常采用神经根阻滞或硬膜外阻滞疗法。

由变性滑脱或变性侧凸导致的腰痛，也可以实施椎间盘阻滞或椎间关节阻滞疗法（参照"腰痛的阻滞疗法"）。

阻滞疗法的时限

使用各种阻滞疗法2~3次后症状无改善的病例或只有短时疗效的病例，应考虑手术治疗，并介绍给脊椎专科医生。

◆ 物理疗法

腰椎管狭窄症属变性疾病，由于长期病变造成的神经障碍多引起所支配区域的血流减少和组织的柔韧性减低。温热疗法、电疗法、运动疗法能够改善末梢血流，增加组织的延展性，缓解疼痛，恢复运动器官的功能（参照"腰痛的运动疗法"）。

物理疗法的时限

物理疗法不是根本的治疗方法。长期病变使得患者对于症状的加重或麻痹症状不太注意，因而失去手术治疗的时机。

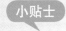

患者生命质量评估法

对于实施保守治疗的患者，首先由主治医师评估其病情变化，非常重要。确认患者的主诉症状减轻程度如何及满意度是否增加，综合评估疾病没有明显改变时，要把患者介绍给脊椎专科医生。

1986 年以来，临床使用的《日本整形外科学会腰痛疾患治疗结果判断标准》或 2003 年开始研究并在临床开始使用的日语版"罗兰·莫里斯功能障碍问卷（Roland-Morris Disability Questionnaire）"是有效评估患者生活质量（QOL）的方法，具有客观性和重要的意义。

◆ 联合诊疗

很多人不清楚将患者介绍给脊椎专科医生的最佳时机。如果听到患者主诉"最近，经常容易摔倒"或同居者观察到患者"在家中容易摔倒"等叙述，应高度怀疑患者有麻痹征兆。

如果完全麻痹后，手术治疗也无效。为了避免失去最终的手术治疗机会，应尽早将患者介绍给脊椎专科医生。

▌ 治疗 —— 手术治疗

◆ 手术适应证

本着共同决策的原则，通过沟通，在患者充分了解自己病情的基础上，医患共同做出手术治疗的决策。以下为手术适应证。

（1）出现重症麻痹症状（如膀胱直肠功能障碍、足下垂等）。

（2）因下肢肌力低下等引起 QOL 进行性降低。

（3）日常生活活动能力（activities of daily living，ADL）明显限制的重度间歇性跛行或安静时出现疼痛、麻痹症状。

（4）长时间保守治疗效果不佳，患者或其家属强烈要求手术。

◆ 手术方式

手术方式大体分为减压术和脊椎固定术两种。

由于每位患者的情况不同，因此要根据其病变选择合适的手术方式。

● 减压术

减压术是除去导致椎管狭窄的异物、解除压迫的方法。根据受压椎管的部位或范围选择椎弓切除术、单侧椎弓切除术、开窗术等手术方式。

● 脊椎固定术

根据单纯 X 线拍片检查发现有变性滑脱等腰椎不稳定、自述有腰痛症状的病例，有时在减压术的基础上实施脊椎固定术，可使用自体骨或金属固定物（参照"腰痛的手术疗法"）。

信息板

有不少腰椎管狭窄的病例用非手术疗法治疗效果不好，因此在疾病开始治疗的阶段就要向患者说明将来可能需要手术治疗。

由于患者多为老年人，因此不仅要口头说明，还要对相关的知识进行反复的介绍和解释。

多数医生在各种疗法效果不明显时会突然对患者说"只能手术了"，使患者感到很困惑，继而开始寻找一些民间疗法或"街头医生"。由于信息沟通过迟，导致失去了珍贵的手术时机。

这样不仅损害了患者的权利，也使人们对手术产生了偏见和恐惧感，从而对疾病不能采取正确的态度。

不要使患者及其家属产生恐惧心理，也没有必要让他们感到是由于年龄的原因，重要的是患者要对自己的病情有正确的认识，医生需要在与患者进行良好沟通的基础上，确定治疗方针。这就是所谓"共同决策（share decision making）"的方法。

▌ 心理干预

腰及下肢疼痛的患者或其家属，在初次就诊了解病情后，往往嘴上说"年龄大了，不治了"，但实际上是希望改善症状，希望接诊医生"不管怎样要使症状得到治疗"。

医生要了解患者的这种矛盾心理，使患者对疾病治疗有信心和愿望，要不断地努力，使患者理解"高龄不等于不能治疗"。

 注 意

不要过分相信手术效果

有一种说法"手术后就会卧床不起"，这不仅是患者对于是否接受手术感到困惑的想法，更主要的是他们的亲属或周围的朋友们也有同样的想法，导致患者在术前很不安。

手术是治疗的最终手段，是彻底改变症状的疗法。基于这种认识，患者期待的满意度和医生所说的残存症状之间就产生了矛盾。例如，术前说现有症状的残存率是30%，但这个30%在术后变成了100%的新的自觉症状，患者的不满依然没有改变。实施手术前对于症状的残存和危险，医生要进行详细的说明，同时要取得患者的充分理解。

仅在手术前简单地说"手术后绝对能治好"或"接受手术治疗，症状就可以改善"，一旦产生误解，会给医生和患者双方带来很大的麻烦。

第五章　腰椎间盘突出症

岩田　淳

概述与分型

腰椎间盘突出症是矫形外科诊疗中非常多见的腰痛、坐骨神经痛的主要原因。

椎间盘的突出，根据髓核脱出的形态进行分类，在美国矫形外科学会（American Academy of Orthopaedic Surgeons, AAOS）、Macnab 和McCulloch 分类的基础上可将其分为以下四种基本类型（图 5 - 1）。

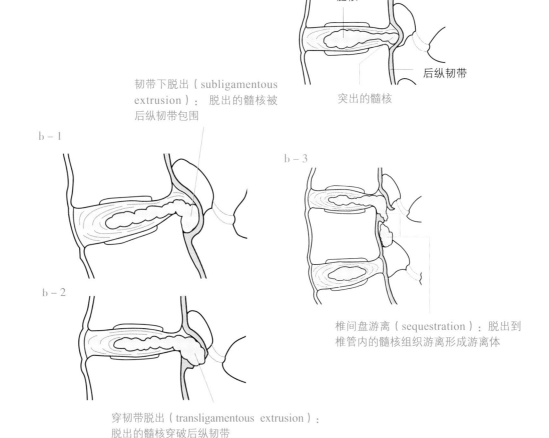

韧带下脱出（subligamentous extrusion）：脱出的髓核被后纵韧带包围

a

髓核

后纵韧带

突出的髓核

b - 1

b - 3

b - 2

椎间盘游离（sequestration）：脱出到椎管内的髓核组织游离形成游离体

穿韧带脱出（transligamentous extrusion）：脱出的髓核穿破后纵韧带

图 5 - 1　突出的基本类型

a. 突出（protrusion）：纤维环部分保留，髓核组织没有突破纤维环的最外层。

b. 脱出（extrusion）：纤维环全层断裂，髓核组织突破纤维环脱出到椎管。

腰椎间盘突出症的基础知识

椎间盘通过椎体旁组织扩散方式获得营养和代谢。15岁以后，椎间盘的营养和代谢开始发生变化，出现随年龄增长的变性改变。

由于在长轴方向通常承受压力负荷，容易受到物理性的压迫。这种物理性刺激引起纤维环的小龟裂或断裂，导致腰椎间盘突出。

成年患者以髓核脱出为主，多伴有纤维环部分脱出。年轻患者，因为椎间盘变性轻微，多因软骨终板断裂而发生脱出，多伴有环状骨骺（ring apophysis）分离。

椎间盘突出症引起的腰痛有以下几种原因。

（1）椎间盘变性导致腰椎不稳定，刺激椎间盘周围的疼痛感受器而引起腰痛。

（2）后外侧突出造成神经根压迫，出现腰痛。

（3）后根神经节化学因素引起腰痛（在腰痛的发生机制中受到重视）。

（4）椎间盘静态环境受到破坏，脊椎旁的肌肉负荷增加，出现肌肉、韧带性的腰痛。

适于椎间盘突出症亚急性期到慢性期的运动疗法如表5-1所示。

表5-1 椎间盘突出症的运动疗法

运动疗法除了适于椎间盘突出症发病的急性期外，亚急性期到慢性期的患者也应当选择运动疗法进行治疗

1. 牵伸运动

软组织的柔韧性下降、关节活动度减小的患者应进行该项训练

2. 腰背肌锻炼

腹肌与背肌训练哪个为重点尚不明确。为了保持脊柱的平衡，两者的训练都必要

（1）等长性腹肌强化训练

（2）等长性背肌强化训练

3. 有氧运动

能够充分地进行前两项训练的患者，应建议重归社会或复职工作

椎间盘突出症的患者进行运动疗法时，可能会出现神经症状的恶化，要经常仔细观察，特别注意神经症状的恶化与新症状的出现

从问诊、望诊、触诊开始

！ 有下列情况时应引起高度注意

● 入室时的步态为前弯姿势消失。

● 躯体运动受限。

● 强迫性侧弯。

诊断 —— 症状

◆ 望诊

● 脊柱活动受限

进行前后屈曲时，由于下位椎间盘突出导致腰痛和下肢痛的患者躯体前屈受限，指尖到地板的距离（finger-floor distance， FFD）常常变大。

● 脊柱变形

腰痛和下肢痛的患者为逃避疼痛，常发生强迫性侧弯，腰椎前凸减少或腰椎后凸。特别是年轻患者更常见（图5－2）。

由椎间盘突出导致的坐骨神经痛性脊柱侧凸（sciatic scoliosis）较难预测椎间盘突出的部位，80%的患者病变在凸侧，由此可预测椎间盘突出的位置是在左侧还是在右侧。但也有患者病变在凸侧的对侧。

● 步行障碍

上位椎间（$L_{1/2}$、 $L_{2/3}$）病变引起的运动麻痹也可导致步行障碍。

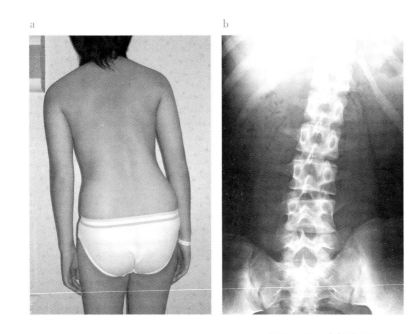
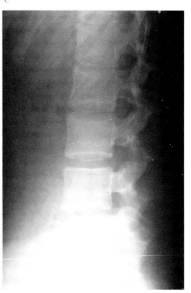

图5－2　脊柱变形

a. 疼痛性侧弯。　　b. 疼痛性侧弯的单纯 X 线影像。　　c. 腰椎前凸减少的单纯 X 线影像。

◆ 问诊

腰痛、下肢痛、麻痹感是椎间盘突出症特征性的自觉症状。询问有无腰痛、下肢痛，以及发病时间、疼痛部位、疼痛是否随体位变化，对于诊断有无椎间盘突出和病变部位非常重要。

此外，成人的椎间盘突出以腰痛和下肢痛为基本症状，年轻患者多先出现腰痛和臀部疼痛。

问诊对椎间盘突出症的诊断具有重要作用。为了掌握症状，常常要询问"下肢痛向小腿放射吗？"

"下肢痛和神经根的走行一致吗？""疼痛在咳嗽、打喷嚏时加重吗？"等。

腰部症状

（1）多数患者先出现急性腰痛或臀部疼痛，数日后出现向下肢放射的麻痹感。

（2）椎间盘性腰痛，从腰部到臀部出现模糊的深部重压感。

（3）安静时症状减轻，运动和劳动时加重。

（4）咳嗽、打喷嚏、排便用力时腰痛、下肢痛等自觉症状再现，即代热林征（Déjérine sign）。

下肢症状

椎管正中的巨大突出，除下肢症状外，可出现马尾症状（膀胱直肠功能障碍）。

椎间盘突出部位的高度不同，症状有差异，$L_{1/2}$ 椎间盘突出症状出现在腹股沟和大腿前面，$L_{2/3}$ 椎间盘突出症状出现在大腿前面、膝关节、小腿（股神经痛），$L_{4/5}$ 和 L_5/S_1 椎间盘突出症状出现在大腿后侧、小腿后外侧、足趾（坐骨神经痛）。

腰椎间盘突出症的诊断要点

（1）青壮年发生急性腰痛、坐骨神经痛，要怀疑有椎间盘突出。

（2）椎间盘突出时，坐位较站立位和步行时症状明显。此外，患侧在上的侧卧位比仰卧位明显舒适。

（3）安静时疼痛剧烈，必须与肿瘤和感染相鉴别。50岁以后出现的腰痛、下肢痛多为腰椎管狭窄。

诊断 —— 物理检查

腰椎间盘突出的物理检查非常重要。尤其要注意直腿抬高（SLR）试验有无神经刺激症状，神经系统检查有无异常。

神经系统检查

椎间盘突出症可发生神经根症状和马尾症状，以神经根症状多见。

神经根症状分刺激症状和麻痹症状两大类，年轻患者多为刺激症状，老年患者以麻痹症状为多。

神经根症状的特征

有神经根刺激症状时，SLR试验、股神经牵拉（FNS）试验、臀上神经压痛（Valleix 压痛点）等呈阳性反应。

拉塞格征（Lasègue征）（图 5 - 3）及 SLR 试验 L_5/S_1 神经根即坐骨神经的刺激征为阳性。

FNS 试验 L_2、L_3、L_4 神经根即股神经的刺激征为阳性。

有神经根麻痹症状时，出现下肢腱反射（膝腱反射、跟腱反射）减低、感觉障碍、肌力减低、肌萎缩等，对诊断受损神经根的部位有重要意义。

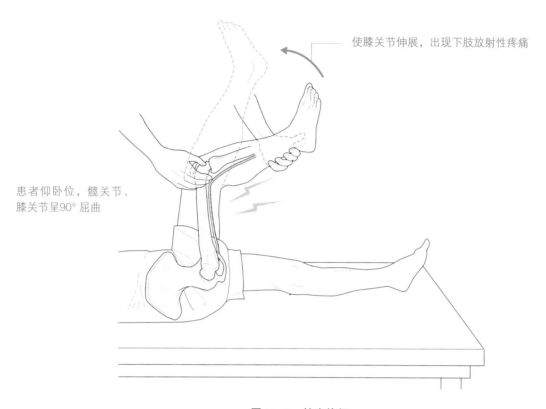

使膝关节伸展，出现下肢放射性疼痛

患者仰卧位，髋关节、膝关节呈90°屈曲

图 5 – 3　拉塞格征

诊断 —— 影像学检查

◆ MRI

MRI 影像在椎间盘突出综合诊断中精确度最高，属于无放射线的非损伤性检查方法，是诊断椎间盘突出特异性检查的第一选择（图 5 – 4）。

 注　意

MRI 检查是第一选择

单纯 X 线检查是为了排除外伤、肿瘤、感染等的方法。椎间盘突出症首选 MRI 检查。第二选择是 CT 检查，而椎间盘造影、神经根造影是为了手术而进行的检查。

◆ CT

CT 和 MRI 一样，诊断精确度很高，但 MRI 影像对椎间盘的显示更具有优势（图 5 – 5）。

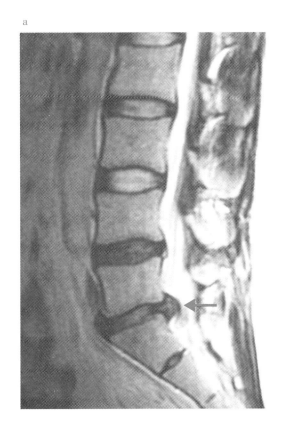

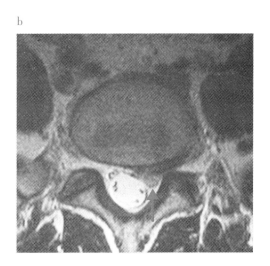

图 5 – 4　MRI影像显示的腰椎间盘突出

L_5/S_1 椎间盘突出，可见向旁正中突出的髓核（箭头）。

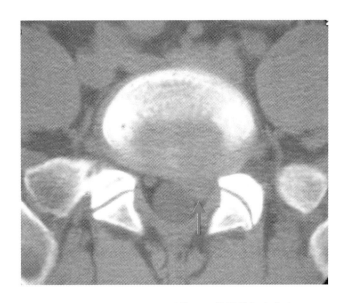

图 5 – 5　CT影像显示的腰椎间盘突出

与图 5 – 4 患者相同部位的 CT 影像。显然 MRI 影像更容易诊断。

单纯 X 线

通常进行正位、侧位两个方向的拍摄，如有椎间不稳定应增加前后屈曲侧位影像（图 5 – 6）。

单纯 X 线影像不能显示椎间盘突出。椎间盘变性时，X 线影像表现为椎间盘高度减低、椎体终板骨化，对椎间盘突出的诊断没有意义。

a

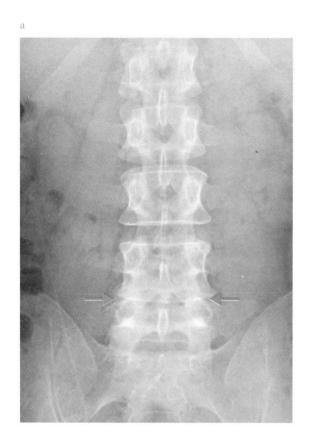

b

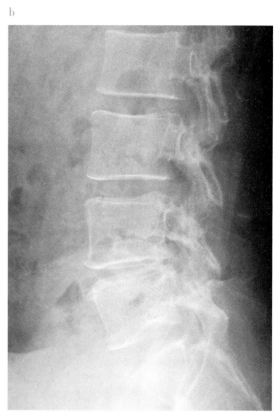

图 5 – 6 单纯 X 线影像显示的腰椎间盘突出

$L_{4/5}$ 椎间盘的高度减低（箭头），但不能确定是否有突出。

a. 单纯 X 线前后影像。　　b. 单纯 X 线侧位影像。

CT椎间盘造影

虽然没有报道认为椎间盘造影本身对椎间盘突出的诊断有意义，但 CT 椎间盘造影（CT discography，CTD）能够判断椎间盘突出的形态，特别是可以判断椎间盘突出是否穿破后纵韧带，同时对外侧型椎间盘突出的诊断有意义（图 5 – 7）。

神经根造影

选择性神经根造影与神经根阻滞同时应用是确定受损神经根部位的有用检查方法（图 5 – 8）。

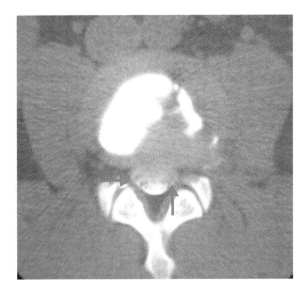

图5-7 CTD影像显示外侧型椎间盘突出

向左侧椎间孔外突出的髓核。

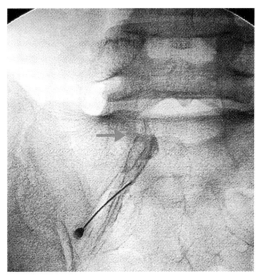

图5-8 选择性神经根造影显示的受损神经

显示S_1神经根。L_5/S_1水平的造影剂中断。

◈ 影像诊断的注意要点

（1）单个椎间盘突出，可单独应用MRI检查来确定诊断和治疗原则；而要决定多个椎间病变的主要病因，单独应用MRI检查则有局限性，可采用CTM、椎间盘造影、CTD、选择性神经根造影等检查方法。

（2）对于形状大的椎间盘突出和游离的椎间盘脱出，MRI影像可能多显示自然缩小。

（3）MRI造影，由于是环状造影常常出现自然缩小。

另外，MRI造影见到的神经根增大（enhancement）多为神经退变所致。但在MRI影像显示椎间盘脱出而无症状者，在MRI影像解释和诊断时应加以注意。

无症状的椎间盘突出

椎间盘突出无症状时，用MRI影像解释和诊断时要加以注意。

影像诊断和临床症状有差异时，应以症状为主来决定治疗方法。

▍ 鉴别诊断

◆ **成年患者**

◉ **椎管狭窄症**

椎管狭窄症以间歇性跛行为特征，在站立位时出现症状。

◉ **脊髓肿瘤**

脊髓肿瘤多为安静时疼痛明显。

◉ **马尾肿瘤**

马尾肿瘤MRI 检查较容易鉴别。

◉ **神经根囊肿（结节性囊肿）**

神经根囊肿可见神经根形态、走行异常。

◉ **盆腔肿瘤**

盆腔肿瘤可参考盆腔 MRI、CT 影像检查。

◉ **末梢神经障碍（如糖尿病性末梢神经障碍、卡压性神经障碍）**

末梢神经障碍注意神经根的支配区域。

◆ **年轻患者**

◉ **腰椎分离症**

腰椎分离症患者多主诉前屈容易，后伸受限，且出现疼痛。

◉ **强直性脊柱炎**

强直性脊柱炎患者前后屈曲受限，夜间疼痛，血沉增快。

◉ **脊髓终丝综合征**

脊髓终丝综合征患者前屈受限，深部腱反射亢进，足部变形。

◉ **马尾肿瘤**

马尾肿瘤 MRI 检查较容易鉴别。

◉ **感染**

根据症状和血液学检查确认有无炎症，同时参考 MRI 检查。

治疗 —— 保守治疗

腰椎间盘突出症的治疗原则上为保守治疗。特别是穿破后纵韧带的突出，已证明可以自然吸收。这种情况下，虽然发病初期的症状很剧烈，但2~3个月后病变吸收缩小，应重视这种自然吸收的可能性，保守治疗应达3个月。

◆ 休息与支具疗法

保守疗法的原则是安静休息。除最低限度的日常生活活动以外，建议患者采取舒适的姿势。支具疗法（腰带等）可以缓解体位变化或步行时出现的疼痛。

注　意

腰椎间盘突出症支具疗法的注意事项

支具疗法对腰椎间盘突出症患者急性期的疼痛有缓解作用，但持续使用支具可导致腹背肌肌力下降，效果并不好。

◆ 药物疗法

对腰椎间盘突出症患者使用消炎镇痛药物、维生素 B_{12}、肌肉松弛药等可减轻症状。

注　意

腰椎间盘突出症药物疗法的注意事项

腰椎间盘突出症患者可适当地应用消炎镇痛药物、维生素 B_{12}、肌肉松弛药物。
对于无效的病例和适合手术的病例，不要盲目地持续给药。

◆ 硬膜外阻滞疗法

对腰椎间盘突出症患者可硬膜外给予局麻药，但是否给予肾上腺皮质激素意见不一，多数报告认为，治疗早期给予肾上腺皮质激素可减轻疼痛，中长期的效果不一（参照"腰痛的阻滞疗法"）。

腰椎间盘突出症阻滞疗法的注意事项

阻滞疗法对腰椎间盘突出症患者急性期和慢性期的下肢痛有效。

正确掌握阻滞疗法的适应证和熟练的操作很重要。

阻滞疗法的意义是阻断疼痛的恶性循环。阻滞疗法对椎间盘突出导致的神经根和马尾的压迫症状不能够去除。要选择适当的阻滞方法，而不是盲目地进行阻滞。

骨盆牵引疗法

有关牵引疗法对于腰椎间盘突出症治疗效果的研究并不充分，并未证实牵引能减轻椎间盘突出、降低椎间盘内的压力，但有报道指出其作用机制可能是解除对过敏神经组织的直接压迫。

联合诊疗

无 MRI 影像时

MRI 检查是诊断腰椎间盘突出症不可缺少的方法，不能获得 MRI 影像（包括造影像）时，应介绍患者到其他具有 MRI 设备的医疗机构检查。

希望确定病变椎间隙时

单个椎间盘损伤的诊断较容易，但多个椎间盘损伤时，判断责任椎间盘有一定困难，有必要进行神经根造影、神经根阻滞等检查。

手术疗法的绝对适应证

膀胱直肠功能障碍、足下垂等重度运动麻痹是手术的绝对适应证，必须将患者介绍给脊椎专科医生。特别是患者出现尿潴留时，须紧急处理。马尾综合征发生后 48 h 以内与 48 h 以后，膀胱直肠功能障碍和下肢感觉障碍、运动障碍恢复有明显的差异，因此必须迅速做出判断。

手术疗法的相对适应证

对于保守治疗无效的疼痛或麻痹或保守治疗开始时间不长，但日常生活、社会活动显著受限的患者，应介绍给脊椎专科医生。

治疗 —— 手术治疗

手术适应证

（1）重度运动麻痹、膀胱直肠功能障碍是绝对适应证。

（2）保守治疗无效的重度疼痛和持续麻痹。

（3）日常生活、社会活动显著受限为相对适应证。

手术方式

椎间盘突出后方摘除术

针对椎间盘突出的手术疗法中，最常用的手术方法统称为改良 Love 方法。切除黄韧带和上下椎弓缘的一部分，必要时切除关节内缘的一部分。

此手术在显微镜、内窥镜下实施的情况在增加。

显微镜下手术后的自觉症状、临床表现与开放式手术无明显差别，但手术的并发症少，术后能够早期恢复步行和劳动，切口小，手术视野更清楚，容易止血，很多报道予以肯定。

椎间盘突出后方摘除 + 椎间隙固定术

椎间盘突出后方摘除的同时，有椎体不稳定时，应对该椎间隙进行固定。

经皮髓核摘除术

经皮髓核摘除术是1975年由土方等人推荐、以降低椎间盘内压为目的的手术方式。其短期内可改善症状，但有报道指出长期的效果不佳，因此适应证还有待进一步探讨。

激光椎间盘消融术

激光椎间盘消融术是以髓核为中心行激光照射，使其消融的手术方式。但有报道指出，该术可引起椎间盘纤维环和软骨终板的炭化，由此导致整个椎间盘损伤和变性，对椎间盘有害影响较大，其适应性值得商榷。

信息板

● **怀疑有椎间盘突出时，要说明进行 X 线、MRI 等检查的必要性。**

MRI 检查可明确突出的部位、症状等，根据情况进行 MRI 造影，以判断自然萎缩的情况和预后。

● **要说明保守治疗可使症状缓解。**

根据设施不同，80% ～ 90% 患者的症状可以通过药物疗法、阻滞疗法得到缓解，应首先进行保守治疗。

● **说明手术的必要性。**

保守治疗无效是手术治疗的一般适应证，也应说明有手术的绝对适应证（如肌力低下、膀胱直肠功能障碍等）。同时还应考虑患者的生活和价值观等社会适应性因素。

第六章 腰椎分离症与滑脱症

野泽　聪，清水克时

腰椎分离症

▎概述

腰椎分离症是指上关节突和下关节突之间（pars interarticularis）骨质连续性消失（图6-1）。有分离而没有症状的称为分离，有症状的称为分离症。

分离由成长期疲劳性骨折所致，多与遗传性椎弓根形成不良有关。

对于分离症的腰痛治疗，应当区分10岁以上年轻人发生的疲劳性骨折引起的腰痛（早期分离症）与疲劳性骨折没有愈合导致的假关节引起的腰痛（慢性期分离症）。

腰椎分离症的发生率为3%~6%，男性比女性高2~3倍，特别是运动员的发生率高达10%~35%（表6-1）。注意：本病是后天发生的，好发部位85%~95%在L_5。

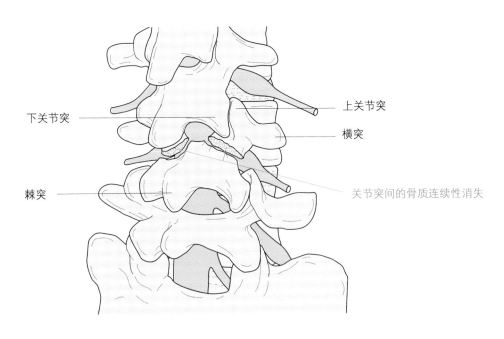

下关节突

棘突

上关节突

横突

关节突间的骨质连续性消失

图6-1　腰椎分离

表 6 - 1　运动员分离症的发病率

运动员	报告者	发生率 /%
柔道	Rubens-Duval 等	12
体操	Rossi	32.8
	Jackson 等	11
摔跤	Rossi	33.3
	Granhead 、 Morelli	12
举重	Kotanl 等	30.7
	Rossi	36.2
	Granhead 、 Morelli	15
足球	Simon 、 Spenger	21
	McCarroll、Miller 、 Ritter	15.2
潜水	Rossi	63.3

从问诊、望诊、触诊开始

! 有下列情况时应引起高度注意

- 年轻人剧烈的腰痛。
- 有运动史。
- 腰椎棘突局限性压痛。

诊断 —— 症状

早期分离症

成长期的年轻人以剧烈腰痛主诉就诊时，应怀疑有早期的分离症（疲劳性骨折）。患者有运动史及腰椎伸展时疼痛加重、腰椎棘突局限性压痛等症状体征（图 6 - 2），应高度怀疑腰椎早期分离症。

慢性期分离症

首先要确定是否有成长期的腰痛史，之后是否有定期反复出现的腰痛。如有腰椎伸展时疼痛加重、腰椎棘突局限性压痛时，应怀疑腰椎慢性期分离症，分离部位的软组织、骨刺可引起神经根症状。

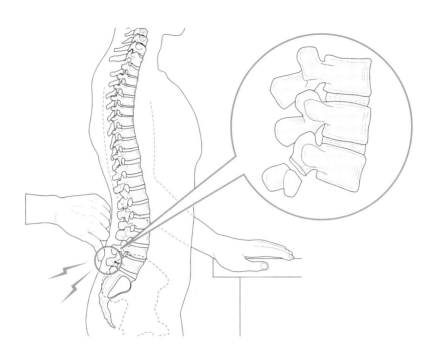

图 6 – 2　分离椎弓棘突的压痛试验

腰椎分离症时分离椎弓棘突的压痛多为阳性。

诊断 —— 影像学检查

早期分离症

单纯 X 线

单纯 X 线检查很难显示分离。

CT

CT 检查可以确认疲劳性骨折引起的龟裂性分离。旋转 X 线方向与椎弓平行位比通常的椎体椎间盘平行位更容易诊断分离（图 6 – 3）。

骨扫描

在分离发生早期，核素可在分离部位聚集，因此骨扫描适用于早期诊断（图 6 – 4 ）。
骨扫描虽然可以帮助诊断，但不能与其他疾病出现的核素聚集现象鉴别，且接受放射线较多。

慢性期分离症

单纯 X 线

由于假关节的形成，慢性期分离症单纯 X 线检查较早期分离症容易诊断，但要注意斜位像并不一定能显示出分离。
出现分离时，不一定都有症状，影像上确认有分离时，要注意有无合并其他疾患。

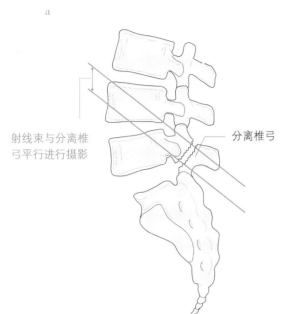

射线束与分离椎弓平行进行摄影

分离椎弓

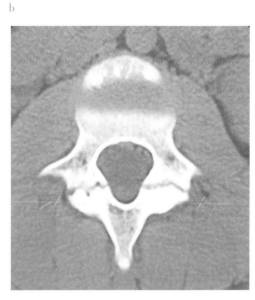

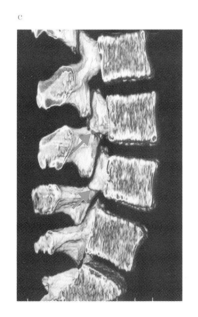

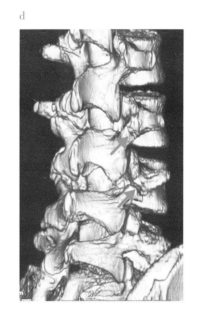

图6-3 分离部位的CT影像

a. 分离部位 CT 的摄影法。

b. 分离部位的 CT 影像。

c. 分离部位的 3D-CT 侧面像。L_3、L_4有分离（箭头）。

d. 分离部位的 3D-CT 斜位像。L_3、L_4有分离（箭头）。

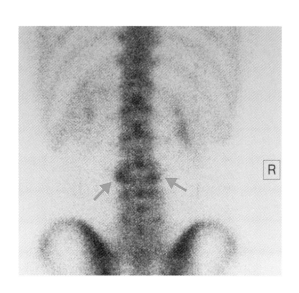

图6－4　骨扫描

L_2 分离部位有核素聚集现象（箭头）。

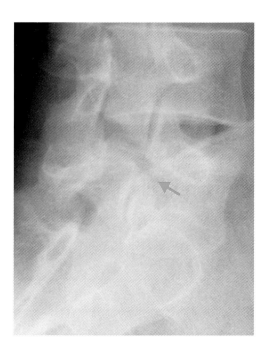

图6－5　分离部位单纯 X 线影像

显示分离部位有假关节影像（箭头）。

▌ 治疗 —— 保守治疗

早期分离症和慢性期分离症治疗方法不同。

● 早期分离症

发生早期分离部位呈现龟裂形，治疗以骨愈合为目的，应用硬性腰带，以局部制动为主。分离发生后，治疗越早，骨愈合率越高，因此需要早期行 CT、MRI 检查。

分离几乎都发生在成长期，必须停止运动和体育课。为了骨愈合，运动停止的时间以 4~6 个月最理想，但多数人在疼痛消失后，强烈要求参加体育运动。这时需要对患者充分说明骨愈合的重要性，如果骨愈合不良，将来可能会出现滑脱症，并伴随腰及下肢疼痛，治疗方法会更复杂。

● 慢性期分离症

分离部位出现假关节的慢性期，以骨愈合为主的保守治疗效果不佳，应以对症镇痛治疗为主。可以使用软性腰带保持局部制动，服用消炎镇痛药、肌肉松弛药，还可采用其他物理疗法等方法治疗。

▌ 治疗 —— 手术治疗

保守治疗无效时，手术治疗是其次的选择之一。

手术治疗的前提是保守治疗不能减轻疼痛，且患者强烈要求恢复体育运动。

满足以下条件可行分离部位修复术。

分离部位导致腰痛

多数情况下，根据体格检查所见① 患病椎弓部位有压痛、② 外固定可使疼痛减轻、③ 卧位等体位变换可减轻疼痛等，可以判断疼痛由分离部位所致。如有怀疑，可向分离部位注射水溶性造影剂进行疼痛的诱发试验，或注射利多卡因行分离部位的阻滞试验，判断疼痛是否由分离部位所致。

邻近椎间轻度变性

手术方式之一的椎骨内固定术，其前提是所涉及椎间盘无病变。

25岁以下年轻人

年纪越小，手术效果越好。骨愈合或邻近椎间的变性度对手术效果影响很大。

横突可以用金属丝固定（金属丝固定法）

术前 X 线前后影像确定横突不应过小，特别要确认 L_5 横突没有与髂骨翼融合。

适用的手术方式

分离部位修复术

分离部位修复术适用于椎间盘无变性、无滑脱，适合实施分离部位骨移植内固定的患者。采用金属丝固定法（图 6 – 6），以 Buck 法为代表，在分离的椎体内进行固定，可保持腰椎的活动度，常用于年轻患者和运动员。

椎间隙固定术

椎间隙固定术适用于椎间盘变性明显、脊椎明显不稳定的患者。

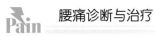

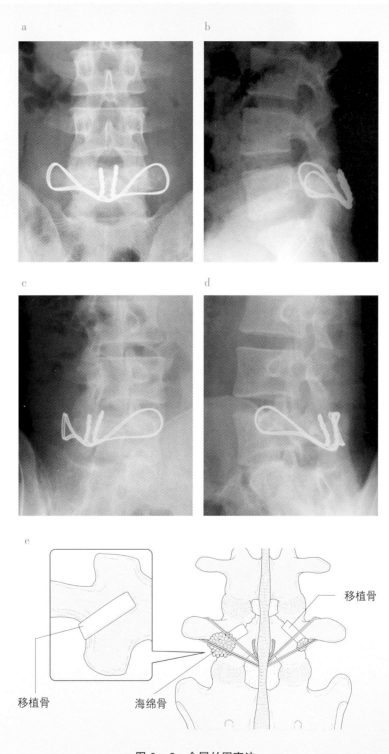

图 6-6　金属丝固定法

a. 正位影像。　b. 侧位影像。　c、d. 两斜位影像。　e. 骨移植法。

信息板

术后康复应在术后3个月内使用硬性腰带，其后的3个月使用软性腰带。

关于运动，术后5~6个月可以开始散步，术后12个月可以开始恢复运动。要事先向患者说明应停止竞技活动约1年。

有些报道提供了运动员腰椎分离症行分离部位修复术的治疗结果（表6-2），所有的报道均显示手术后的运动恢复状况良好。

表6-2　运动员腰椎分离症行分离部位修复术的治疗结果

报告者	术式	患者数	平均年龄	运动	能够恢复到术前运动水平的人数
Hardcastle等	椎板螺钉固定术	23	20.9 (15~25)	板球	22
Debnath等	椎板螺钉固定术	19	20.2 （15~34）	足球、板球、曲棍球等	18
	金属丝固定术	3		足球、曲棍球	0
Nozawa等	金属丝固定术	20	23.7 （12~37）	篮球、网球、高尔夫球等	18

注　意

单纯X线斜位像多不能确定分离

吉田等报道，分离面与冠状面的夹角（图6-7）只有8%的患者在41°～45°，61%的患者在11°～30°。只看斜位影像就说"没有分离"是很危险的。

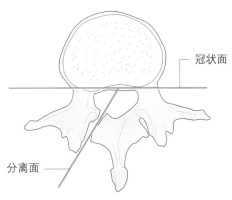

冠状面

分离面

图6-7　分离面与冠状面的夹角

8%显示为41°～45°，61%显示为11°～30°。

腰椎滑脱症

概述

椎体向相对于尾侧椎体的前方移位为前方滑脱，向后方移位为后方滑脱。

根据滑脱的原因，腰椎滑脱症分为先天性滑脱、分离滑脱（图6-8）、变性滑脱、外伤性滑脱、病变滑脱、术后滑脱。

从问诊、望诊、触诊开始

❗ 有下列情况时应引起高度注意

- 触诊发现棘突不平整。
- 中年女性的腰及下肢疼痛。

诊断 —— 症状

滑脱的程度不一定与主诉的症状有太大的相关性。即使影像上显示有滑脱，也要注意排除其他合并疾病，方可诊断。

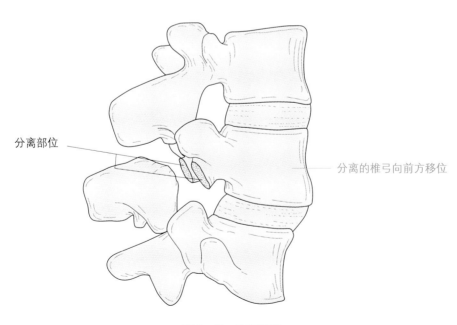

分离部位

分离的椎弓向前方移位

图6-8 分离滑脱

诊断 —— 滑脱评估

单纯 X 线影像可显示椎体的滑脱，诊断明确。滑脱的评估主要有 Meyerding 法和 Taillard 法（图 6 – 9）。

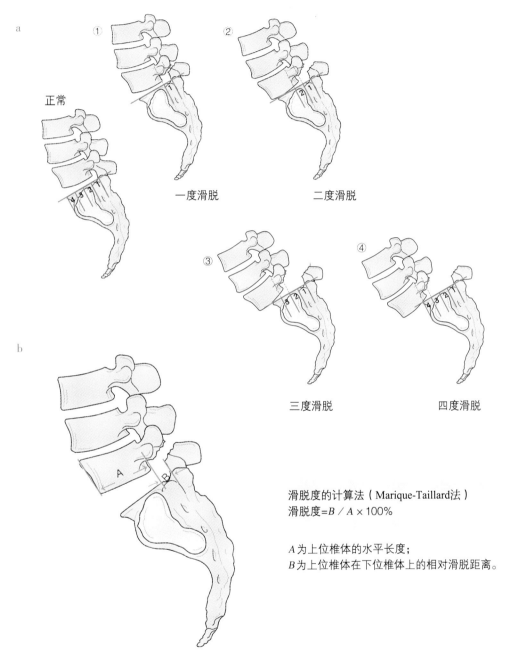

正常　一度滑脱　二度滑脱

三度滑脱　四度滑脱

滑脱度的计算法（Marique-Taillard法）
滑脱度=$B / A × 100\%$

A 为上位椎体的水平长度；
B 为上位椎体在下位椎体上的相对滑脱距离。

图 6 – 9　滑脱度的评估法

a. Meyerding 法：在尾椎上分 4 等份，分别表示分离的四种程度。
b. Taillard 法：以尾椎上面的距离为基准，自椎体后缘的滑脱距离，用百分数来表示。

> **小贴士**

分离滑脱症与变性滑脱症

⚪ 分离滑脱症

分离滑脱症包括有分离的滑脱或分离治愈后峡部延长的滑脱。从分离向分离滑脱进展的危险因素包括女性和腰椎功能位摄影活动度较大者。有报道对分离滑脱症 272 例观察，其中 23% 平均观察 15.8 年，有 10% 以上的患者表现有滑脱进展。

⚪ 变性滑脱症

变性滑脱症中年以后女性的发病率是男性的 5 倍，好发在 L_4，由于椎间关节变性、椎间盘变性导致滑脱。椎间关节变性、椎间盘变性膨隆或黄韧带肥厚等可引起神经受压。神经损伤的病变分为神经根型、马尾型、混合型，与椎管狭窄相同。影像上显示有变性滑脱而无临床症状的病例较多，X 线影像上显示的滑脱或不稳定与临床症状不成比例。

▌ 治疗 —— 保守治疗

◇ 药物疗法

以腰痛为主时，可给予 NSAIDs 消炎镇痛药（口服药、膏药、外涂药），口服肌肉松弛药也有效。对于下肢麻痹、间歇性跛行，可参考腰椎管狭窄症的治疗原则，应用维生素 B_{12} 或前列腺 E_1 等。

◇ 支具疗法

轻度腰痛用简易软性背夹即可，腰椎明显不稳定者要制作和穿戴软性背夹。市售的窄幅弹性腰带根据固定部位不同，可能对滑脱部位产生负荷，患者使用时必须注意。

◇ 阻滞疗法

可能的情况下，对疼痛部位行神经根阻滞、硬膜外阻滞等，以减轻腰及下肢疼痛（参照第十章"腰痛的阻滞疗法"）。

◇ 联合诊疗

长期保守治疗（例如约半年）后，疼痛仍持续存在，影响日常生活时，应将患者介绍给脊椎专科医生。一般情况下，症状多有缓解，少数出现急性恶化，出现直肠膀胱症状是绝对的手术适应证，要迅速转送给脊椎专科医生治疗。

治疗 —— 手术治疗

◆ 分离滑脱症

　　保守治疗无效的腰痛、下肢痛（神经根症状）是手术适应证。主诉腰痛，病变椎体明显不稳定的病例，适用脊椎固定术。椎管外分离部位周边有神经根压迫的病例较多，需要解除神经根症状。手术时，由于压迫不仅仅局限在分离滑脱部位，因此要行脊髓造影、神经根造影，正确诊断受损的部位。

◆ 变性滑脱症

　　长期或持续性下肢症状，步行不足 100 m 就出现跛行等对日常生活造成不便，可以选择手术治疗。主诉因人而异，要详细询问，重要的是了解对日常生活影响的程度，不要轻易地劝患者手术。手术方式多推荐后方减压术与侧后方固定术或后方椎体间固定联合的方法。

信息板

　　要向患者说明，即使减压或固定术成功，症状也并不一定完全消失。
　　手术疗法多可以改善间歇性跛行和下肢疼痛，但对于术前长时间神经压迫造成的非可逆性神经损伤，恢复非常困难，改善麻痹也不容易。即使实施了固定术，也会出现病变部位以外的腰痛症状，或出现由于固定而导致以相邻椎间隙为中心的损伤，这一点要向患者充分说明。

第七章 转移性脊椎肿瘤

细江英夫

概述

转移性脊椎肿瘤，由于可引起显著的 ADL 障碍，在腰痛的鉴别诊断中是非常必要且不能漏诊的重要疾病之一。但是，转移性脊椎肿瘤属于全身性疾病，要考虑原发病灶、重要脏器的转移情况及脊椎的转移情况等，需要综合治疗。

多数病例处于疾病的晚期，治疗多以对症治疗为主。治疗方法有化学疗法（简称化疗）、放射疗法（简称放疗）、激素疗法、支具疗法、手术疗法等。

手术适应证选择得当，可明显提高患者 QOL。

注 意

不要等待确诊，要及时将患者介绍给脊椎专科医生

转移性脊椎肿瘤在腰痛的鉴别诊断中非常必要，也是不能漏诊的重要疾病。临床症状或影像学检查有怀疑时，最好不要等待确诊，要及时将患者介绍给脊椎专科医生。

从问诊、望诊、触诊开始

！ 有下列情况时应引起高度注意

- 既往有恶性肿瘤病史。
- 进行性的疼痛和麻痹。
- 棘突的叩击痛。

诊断 —— 既往史

问诊时确定有恶性肿瘤既往病史很重要。

 有恶性肿瘤治疗史

定期进行骨扫描，可以在无症状时了解转移的情况。
恶性程度低的肿瘤治愈数年后，往往会忽视定期检查，要引起注意。

◆ 无恶性肿瘤治疗史

中老年（癌症多发年龄）患者因腰痛就诊时，必须与导致腰痛的其他疾病相鉴别。一些患者以疼痛为初发症状，除进行性加重外，没有其他特征。随着肿瘤的增大，脊椎受到明显破坏导致剧烈疼痛。

随着肿瘤的增大，椎体出现病理性骨折引起不稳定，或向椎管内浸润压迫神经，导致下肢麻痹、膀胱直肠括约肌麻痹。

所有的进行性疼痛，出现麻痹时都应怀疑转移性脊椎肿瘤。

诊断检查要点

转移性脊椎肿瘤好发部位的顺序是胸椎、腰椎、颈椎，不仅要注意腰背部疼痛，也要注意颈部疼痛。

麻痹的部位与转移灶的部位有关（颈椎到骶椎），马尾水平（中下位腰椎以下）比较轻。下位胸椎到上位腰椎脊髓圆锥部位附近的麻痹较复杂。

出现棘突叩击痛有参考价值。

诊断 —— 影像学检查

◆ 单纯 X 线

初诊医生阅读单纯 X 线片非常重要。椎骨的溶骨性变化和成骨性变化都不能漏诊。

注 意

鉴别诊断要点

多数病例以溶骨性变化为主，椎骨的轮廓（椎体、椎弓根、棘突等）消失。

椎弓根容易受侵，正位影像可见椎弓根消失〔猫头鹰眨眼征（winking owl sign）〕（图 7 - 1）。

前列腺癌、部分肺癌以成骨性变化为主（5% ~ 10%），可见白色硬化物。

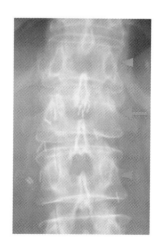

图 7 - 1　单纯 X 线正位影像

可见椎弓根消失（猫头鹰眨眼征，长箭头）。
短箭头显示正常椎弓根（纵长的椭圆形）。

MRI、CT、超声及骨扫描

有恶性肿瘤既往病史怀疑骨转移者，要进行MRI、CT检查及骨扫描。如果没有做这些检查，与其他腰痛一样，有必要进行相应的检查。

虽然单纯 X 线影像可以显示前述的异常，但 MRI、CT 可以对局部的情况进行精确检查。MRI、骨扫描敏感度高，可检查出无症状的病变。

MRI

单纯 X 线影像虽然没有发现明确的病变，但疼痛、麻痹症状持续进展时要行 MRI 检查。MRI 影像显示：转移性脊椎肿瘤与感染性疾病不同，椎间盘没有异常，椎骨特别是椎体部分 T_1 加权像呈低信号，T_2 加权像呈高信号（图 7-2）。

CT

CT 影像显示的椎骨溶骨性变化和成骨性变化较单纯 X 线影像明显（图 7-3）。最近普及的 3D-CT、影像重建等技术，可显示三维的骨构造，对判断病变部位的骨骼有无支承功能即有无必要进行手术（脊椎固定术）提供重要的依据（图 7-4）。

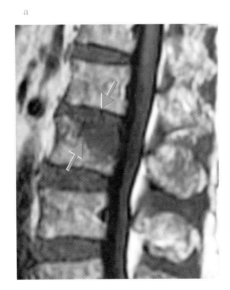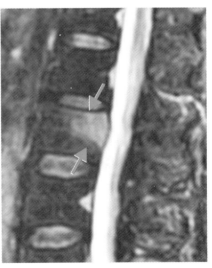

图 7-2　转移性脊椎肿瘤的MRI影像

椎体的 T_1 加权像（a）呈低信号，T_2 加权像（b）呈高信号（箭头）。单纯 X 线影像不能显示的异常，MRI 影像可以显示。这种变化并不是转移性脊椎肿瘤的特异性改变，骨折、感染时也有类似的椎体变化，要加以注意。

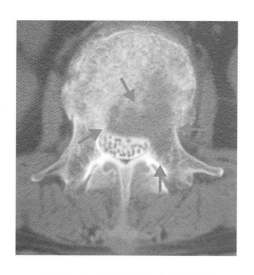

图7-3 溶骨性变化的CT影像

溶骨性变化以椎弓根为中心向前后扩散。CT影像可观察到向椎管和椎体外的浸润（箭头）。

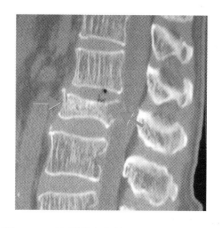

图7-4 溶骨性变化的CT重建影像（矢状面）

病理性骨折（箭头），支承功能被损坏。

超声与骨扫描

转移性骨肿瘤的原发灶男性多为肺癌、前列腺癌、肾癌，女性多为乳腺癌、子宫癌、肺癌。是否手术，应对肺、脑、肝等重要器官进行超声、CT等检查确认有无转移，还应当做骨扫描（图7-5）检查确认有无全身骨转移（脊椎以外的肋骨、骨盆、股骨、腕骨为好发部位）。

被介绍到作者所在科室急诊手术的患者，虽然多在开始出现麻痹时及时进行了全身检查，但约半数患者做手术时原发灶不明确。此外，也可参考肿瘤标记物（表7-1）。

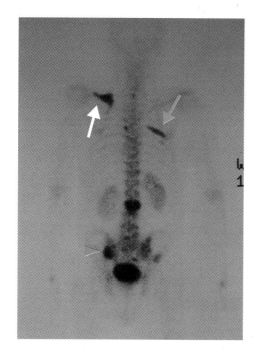

图7-5 骨扫描影像

全身骨转移灶的影像很有意义。但是随着年龄增高，其他病变也可以出现阳性，因此要比较CT、MRI影像表现。该病例右肋骨（绿长箭头）、左肩胛骨（白箭头）、左髂骨（绿短箭头）显示有转移灶。

表 7-1　各种肿瘤标记物

（1）乳癌：癌胚抗原（CEA）、糖类抗原（CA15-3）、单抗隆抗体（NCC-ST-439）
（2）前列腺癌：前列腺特异性抗原（PSA）
（3）肝癌：甲胎蛋白（α-FP）
（4）消化道癌、肺腺癌：CEA

影像诊断要点

不要漏掉单纯 X 线影像上椎弓根（正位影像）、椎体（侧位影像）的溶骨性变化。
可疑病例，要进行 MRI、CT、骨扫描检查确认。

鉴别诊断

◆ 原发性脊椎肿瘤

高度恶性肿瘤：骨肉瘤、Ewing 肉瘤、恶性纤维组织细胞瘤（malignant fibrous histiocytoma, MFH）。
低度恶性肿瘤：软骨肉瘤、脊索瘤。
造血系统肿瘤：多发性骨髓瘤、淋巴瘤。
良性肿瘤：巨细胞瘤、骨软骨瘤、类骨瘤等也有发生，但与转移性脊椎肿瘤的影像不同。

恶性肿瘤的发生率

脊索瘤 > 多发性骨髓瘤 > 淋巴瘤 > 软骨肉瘤。

◆ 类似肿瘤疾病

X 线表现类似肿瘤，但不是骨新生物，而是具有组织同源性，如嗜酸性肉芽肿或动脉瘤样骨囊肿。

◆ 感染性疾病（化脓性脊椎炎、结核性脊椎炎）

老年人，特别是免疫功能低下时容易发生，使用抗癌药物治疗过程中诊断也有困难。

注　意

鉴别诊断要点

脊椎感染性疾病与破坏性骨病变、剧烈腰痛及麻痹等有较多共同点，可通过有无感染症状（发热及血沉、CRP、白细胞等增高）相鉴别。

脊椎感染性疾病影像学检查可见椎间盘变狭窄、椎体终板异常。

◆ 骨质疏松性骨折

骨质疏松性骨折是老年人好发的代表性疾病。其骨皮质保存较完好，有正常的骨髓残存；椎弓根也存在。

注　意

鉴别诊断方法

原发性脊椎肿瘤、类似肿瘤疾病：活检。

感染疾病（化脓性、结核性）：血液学检查、影像学检查。

骨质疏松性骨折：影像学检查。

▎治疗 —— 保守治疗

◆ 原发灶明确

全身检查发现原发灶时，要以原发灶的治疗为主。原发灶优先使用化学疗法、放射疗法和激素疗法（乳腺癌、前列腺癌）。在原发灶治疗的同时，考虑脊椎转移灶的治疗。出现不能控制的疼痛、进行性麻痹时，要进行会诊。

脊椎专科医生要在全面考虑患者的全身状态（其他部位的转移、脊椎转移的数目和范围、存活时间）、麻痹程度、患者及其家属的希望后，决定是否实施手术。

● 化学疗法

癌症种类不同，有效的抗癌药也不同。

● 放射疗法

非手术疗法，首先应考虑放射疗法。对于转移性脊椎肿瘤的放射疗法，包括消除疼痛的照射和针对肿瘤压迫脊髓、改善麻痹症状（肿瘤缩小而减压）的紧急照射。多数放射疗法是为了消除疼痛。

放射剂量可使用30 Gy/次，共 10 次；25 Gy/次，共 5 次；8～10 Gy/次，共 1 次。80%～90% 的患者有效。

◎ 激素疗法

对激素依赖性癌症如乳腺癌、前列腺癌等有效。

◎ 原发灶不明

较短时间内出现进行性疼痛或麻痹，简单的检查未能发现原发灶，有时为防止麻痹进展而进行手术。术后，收集详细的病史资料，再应用手术以外有效的治疗方法，或改变治疗方针。

◎ 疼痛治疗

双磷酸盐具有减轻疼痛、预防病理性骨折、改善高钙血症的效果。

▌ 治疗 —— 手术治疗

◎ 手术适应证

一般情况下，手术治疗与保守治疗的共同点是可以消除疼痛、预防麻痹、改善症状，不同点是手术治疗能够稳定失稳的脊椎。对放射治疗不敏感的癌症如肾癌，开始时就要考虑手术治疗。

有报道指出，放射治疗后手术并发症多，因此对于已明确有脊椎不稳定的患者出现进行性不全麻痹时应优先考虑手术治疗。

◎ 根据预后的手术适应证

一般来说，预计生存期达 6 个月以上者为手术适应证；不到 6 个月者，但为了改善 QOL 也可实施手术。

预测生存期有几种方法，德桥简便判断法是：全身状态 2 点，脊椎以外的骨转移数 2 点，脊椎转移数 2 点，原发灶种类 5 点，有无脏器转移 2 点，麻痹状态 2 点，共计 15 点，8 点以下，生存期不到 6 个月，9～11 点可达 6 个月至 1 年，12～15 点达 1 年以上（表 7－2）。

◎ 针对麻痹的手术适应证

进行性不全麻痹、高度麻痹和完全麻痹手术适应证很少。骨破坏明显，判断必然产生麻痹时，适合手术。

◎ 根据病变广泛程度的手术适应证

重要脏器（肺、脑、肝）出现转移，全身麻醉和止血困难者，不适合手术。另外，多发性脊椎转移不能行有效的固定术者，不适合手术。

表 7 - 2　预测生存期

项目	点数
1. 全身状态	
不良　　　PS：3，4	0
中等度　　PS：2	1
良好　　　PS：0，1	2
2. 脊椎以外的骨转移数	
≥3	0
1~2	1
0	2
3. 脊椎转移数	
≥3	0
2	1
1	2
4. 原发灶种类	
肺、食管、胃、膀胱、胰、骨肉瘤	0
肝、胆囊、不明	1
其他	2
肾、子宫	3
直肠	4
乳腺、前列腺、甲状腺	5
5. 有无主要脏器转移	
切除不可能	0
切除可能	1
无转移	2
6. 麻痹状态	
Frankel A、B	0
Frankel C、D	1
Frankel E	2

PS：体力状态（performance statu）

预测生存期：合计 0~8 点 = 不到 6 个月，　9~11 点 = 6 个月到 1 年，

　　　　　　12~15 点 = 1 年以上

◆　**手术方式**

根据不同的手术目的，选择相应的手术方式。

● **改善症状**

以改善症状为目的时，多采用后方减压固定术，但在条件具备时，也可考虑用以根治为目的的全脊椎切除术。针对原发灶的根治性切除术仅限于无重要脏器转移、孤立的脊椎转移、没有向周围明显扩散，以及比整个脊椎全切除有良好的预后效果者。多数采用脊椎后方减压固定术 + 椎弓切除术。

● 稳定脊椎

为了稳定失稳脊椎，整形矫正服的效果不十分满意，最好手术固定。

脊椎的支承功能是否受损，主要通过影像学判断。X 线影像可判断显著骨破坏和变形的程度，CT 的三维影像可判断支承的强度。

Kostuik 的六区概念法是将一个椎骨划分为 6 个区域，根据肿瘤浸润的程度决定椎体的稳定程度（图 7 - 6）。

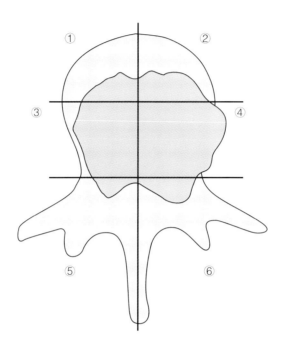

图 7 - 6　Kostuik 的六区概念法

3～4 个区域被肿瘤占据，有不稳定的可能。5～6 个区域被肿瘤占据，可判断为非常不稳定。

信息板

　　为患者及其家属提供详细的信息很重要，应在此基础上开始进行治疗。如果根据家属的要求不向患者告知恶性肿瘤的诊断，那么治疗中出现的危险和痛苦就很难得到患者的理解与配合。

　　手术可以提高生存期的 QOL（减轻疼痛、麻痹等症状），但另一方面感染、大量出血、神经症状加重、出现致命的并发症等危险性增加，应得到患者的充分理解。

小贴士

作者所在科室治疗的转移性脊椎肿瘤

作者所在科室 1997 — 2004 年对 56 例转移性脊椎肿瘤进行了手术。男性 34 例，女性 22 例，平均年龄 62.3 岁（37 ~ 78 岁）。 男性中肺癌、肾癌、肝癌、前列腺癌各 4 例，女性中乳癌有 6 例之多。转移最多的为胸椎 38 例，其次为腰椎 17 例，颈椎 7 例。

52 例行姑息性手术（palliative surgery）后方减压固定术，4 例行广泛切除（radical resection）全脊椎切除术。平均手术时间 244 min，出血量 1 247 g。因并发症 1 个月内死亡 3 例（弥散性血管内凝血、多脏器衰竭、肺梗死），术后神经症状恶化追加手术 3 例。

姑息性手术并非侵袭性小的手术，应尽可能减少出血量。

病例

60 岁，男性，前列腺癌 L_2 转移。

主诉：剧烈腰痛，右下肢肌力低下。

治疗：硬膜外肿瘤尽可能切除，椎弓根内固定系统固定。术后 6 年，尽管是姑息性手术，但没有疼痛和麻痹，恢复良好（图 7 - 7）。

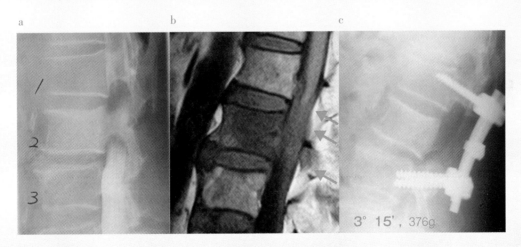

图 7 - 7 前列腺癌转移的病例

a. 单纯 X 线影像，L_2 椎体硬化。 b. MRI T_1 加权像，L_2 低信号。 c. 术后单纯 X 线影像。

第八章 脊椎骨髓炎

福田章二

脊椎骨髓炎分为化脓性脊椎炎和结核性脊椎炎。

抗生素普及以后，化脓性脊椎炎多见于老年人及癌症、糖尿病、肾透析等患者。此外，并发难治性脊椎炎的患者常有全身症状，致病菌多为抗甲氧西林金黄色葡萄球菌，病变复杂。

结核性脊椎炎使用抗结核药能在短期控制，但近年再发病例增多。

人类与感染性疾病的斗争仍在持续。

如果延误脊椎骨髓炎的治疗，会导致病变扩大，对抗感染药物反应差，引起重度损害，因此，早期诊断和治疗非常必要。脊椎骨髓炎导致腰背部疼痛的鉴别诊断很重要。

化脓性脊椎炎

概述

化脓性脊椎炎多由咽喉炎、膀胱炎、痔疮等感染通过巴森（Batson）静脉丛（即椎骨静脉丛）（图8-1）到达椎体的终板，引起椎体上下缘的感染。发生部位 60% 在腰椎，其次为胸椎。

从椎体缘扩散的炎症早期突破椎体终板到达椎间盘。由于椎间盘的血液供应较贫乏，感染不明显，通常椎间盘的感染称为椎间盘炎，属脊椎炎的一种类型。也有以椎弓根为主的脊椎炎，但很少见。

化脓性脊椎炎一方面有反应性新生骨，另一方面结核样骨萎缩或压缩也不少见。病变早期出现发热症状，多数患者会去内科就诊，常因初诊时疼痛部位脊椎 X 线检查没有发现异常，而延误了去矫形外科就诊的机会。

化脓性脊椎炎的分型如表 8-1 所示。

表 8-1 化脓性脊椎炎的分型（Kulowski 等）

急性型

发病时表现为高热、背部剧烈疼痛等典型的急性炎症症状

亚急性型

发病时，体温在 37 ℃左右的低热

潜伏型

开始时无发热，有背部疼痛等症状，发病时间不明，症状轻微

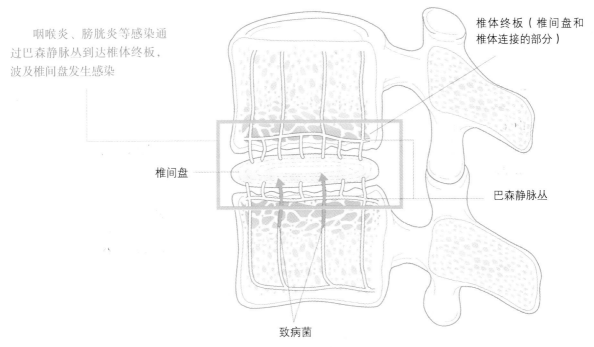

咽喉炎、膀胱炎等感染通过巴森静脉丛到达椎体终板，波及椎间盘发生感染

椎体终板（椎间盘和椎体连接的部分）

椎间盘

巴森静脉丛

致病菌

图 8 - 1　感染性脊椎炎的发生

从问诊、望诊、触诊开始

！有下列主诉时应引起高度注意

- 伴有发热的腰背部疼痛，经镇痛药等保守治疗数周，腰背部疼痛没有改善。
- 有糖尿病或全身并发症的老年患者。
- 安静时出现腰背部疼痛，且症状逐渐加重。

诊断 —— 症状

这里主要讲述急性化脓性脊椎炎。

发热

发热为原发感染性疾病所引起，呈持续性。由于原发感染使用了抗生素，脊椎炎发病的时间往往不明确。

剧烈腰背部疼痛

剧烈腰背部疼痛不仅在身体活动时出现，即使在安静时，也出现不能缓解的自发疼痛。患者常主诉有影响睡眠的夜间疼痛。包括叩击痛在内的局部疼痛发生率很高。

◆ **神经症状**

脓肿扩散到脊椎后方可产生下肢放射痛，硬膜外脓肿形成后可引起麻痹症状。

诊断 —— 实验室检查

C 反应蛋白（CRP）阳性，白细胞计数增加，白细胞分类核左移。

为了确定致病菌，要多次进行血培养，如果使用了抗生素，应根据全身状况，暂停抗生素数日后再进行培养。在岐阜大学确定的致病菌如表 8-2 所示。

表 8-2　岐阜大学确定的化脓性脊椎炎致病菌

- 抗甲氧西林金黄色葡萄球菌（*methicillin resistant St. aureus*，*MRSA*）
- 金黄色葡萄球菌（*St.aureus*）
- 铜绿假单胞菌（*Pseudomonas aeruginosa*）
- 青霉菌（*Penicillium Sp*）
- 克雷伯菌属（*Klebsiella*）
- 表皮葡萄球菌（*St.epidermidis*）等

注：以上为过去 10 年间在手术时检出的致病菌。由毒性较低的细菌如表皮葡萄球菌等引发的病例增加。

诊断 —— 影像学检查

◆ **单纯 X 线**

● **椎间隙狭窄**

腰痛发生时很多患者早期没有椎骨或椎间盘的变化，常漏诊。发病后 2~3 周出现椎间隙狭窄。

● **骨破坏**

在椎体边缘，终板可有骨破坏、骨吸收影像。骨破坏超过椎体 1/2 高度的少见。破坏呈边缘不整的锯齿状。

● **反应性骨形成**

病变椎间盘及骨破坏周围出现骨硬化影像，椎体边缘出现骨刺，形成骨桥。慢性化后骨硬化影像呈带状、弥漫性，出现椎体间融合。

◆ **MRI**

到现在为止，MRI 检查是脊椎炎早期诊断不可缺少的方法。

● 发病早期

在 X 线没有发现椎间隙狭窄时就可能发现病变。终板周围椎体病变 T_1 加权像呈低信号，T_2 加权像呈高信号。

当病变累及邻近椎体时，MRI 比单纯 X 线显示的病变范围更广，椎体 T_1 加权像呈低信号，T_2 加权像呈高信号。

● Gd-DPTA 造影MRI检查

病变内的肉芽范围呈均匀一致的弥漫性增生（diffuse enhancement）造影像。其后，随着病变的好转，病变周围水肿消退，肉芽组织纤维化、骨新生的同时，出现 T_2 加权像的高信号区域或造影范围缩小，T_1 加权像的低信号区域扩大。

● 椎体、椎间盘活检

虽然活检可推测病理组织改变和致病菌，但准确率并不高。单纯进行活检，由于其可以引起致病菌向后方组织播散，作者所在医院不实施该项检查。

 注　意

不要忘记感染性脊椎炎

主诉剧烈腰痛者，如属易感人群（compromised host），要想到感染性脊椎炎的可能性，有必要行 MRI 检查。如诊断延迟会引起脊髓麻痹、败血症等而危及生命。

59 岁，男性，化脓性脊椎炎。

　　既往有糖尿病史，以发热、腰痛就诊。初诊为变形性脊椎病，行保守治疗，腰痛仍加重，1 个月后，经 MRI 检查诊断为化脓性脊椎炎（*MRSA*）（图 8-2）。

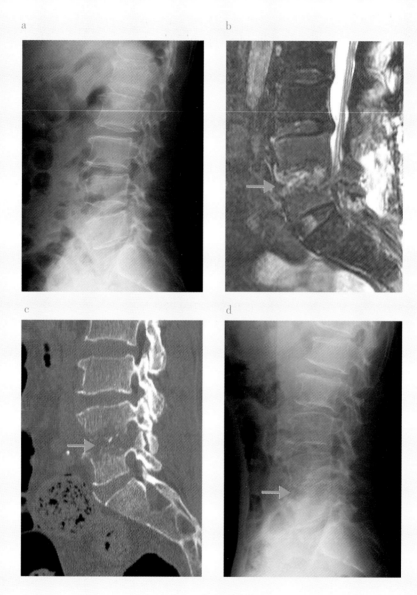

图 8-2　化脓性脊椎炎

a. 腰痛发病当初的 X 线影像：椎间盘没有明显的异常。

b. 1 个月后的 MRI 影像：T_2 加权像显示椎间盘呈高信号（箭头）。

c. 1 个月后的 CT 影像：$L_{4/5}$ 椎间的破坏影像（箭头）。

d. 1 个月后的单纯 X 线影像：在椎间出现椎体的破坏影像（箭头）。

鉴别诊断

脊椎骨髓炎相关疾病的鉴别诊断要点见表 8 - 3。

表 8 - 3　脊椎骨髓炎相关疾病的鉴别诊断要点

项目	化脓性脊椎炎	结核性脊椎炎	转移性脊椎肿瘤
临床表现			
发热	有	没有	没有
疼痛	强烈：安静时	轻微：运动时	强烈：安静时
脊髓麻痹	少	缓慢	急性
皮下脓肿	少	有	无
血液学检查			
WBC 增多	明显	轻度	轻度
CRP 增高	明显	轻度	轻度
ESR 增高	明显	轻度	轻度
单纯 X 线检查			
出现骨变化	2~3 周	缓慢	急性~缓慢
初期变化的部位	椎间盘：椎体上下缘	椎间盘：椎体	椎弓根
椎间隙狭小	明显	轻度	没有
骨质破坏	有	明显	明显
骨质增生	有	没有	没有
髂腰肌脓肿	偶尔	多	没有
MRI 检查			
T_1	低信号	低信号	低信号
T_2	高信号	高信号	高信号
造影	肉芽等均一显影（弥漫性增强）	病变、脓肿边缘显影（边缘增强）	造影显影

注：WBC — 白细胞计数，CRP — C反应蛋白，ESR — 红细胞沉降率。

治疗 —— 保守治疗

治疗原则

保守治疗原则上必须住院、安静卧床。此法适用于不伴有神经症状的病变，以保持局部制动和抗生素治疗为主。

确定致病菌后，老年患者用保守疗法预后良好。致病菌的确定率在 50% 左右。

一方面，要注意长期安静卧床可导致肺炎、尿路感染、压疮、抑郁等并发症。但山下等的报告指出，65 岁以下患者麻痹的发生率为 14%，而 65 岁以上为 35%。老年患者由于存在椎管狭窄、脊柱变形及神经组织易损性，容易发生麻痹。

支具疗法 —— 外固定

使用硬性腰带或半硬性腰带保持局部稳定。

不要过度相信腰带

对于脊椎骨髓炎患者即使使用腰带，下床、步行等活动时不仅不能使感染得到控制，而且会出现由于骨破坏而导致的神经麻痹。专科医生确诊后，脊椎骨髓炎患者需要严格卧床休息。

药物疗法

以抗结核药为主。根据血液中的炎症反应和致病菌，更换药物和联合用药。

由于致病菌多为金黄色葡萄球菌，在致病菌确定之前首先使用第一代、第二代头孢类药物。确定致病菌后改用对致病菌敏感的药物。虽然确定了致病菌，但症状没有明显改善的，可使用氨基糖苷类、碳青霉烯类、万古霉素等抗生素。

联合诊疗

保守治疗数周后，背部疼痛或神经症状加重者，要考虑手术治疗。有腰痛、发热症状，以及 MRI 和 CT 检查所见怀疑为感染性脊椎炎时，要及早将患者介绍给脊椎专科医生。

治疗 —— 手术治疗

手术适应证

（1）脊髓麻痹。
（2）保守治疗无效，骨破坏呈进行性。
（3）椎间隙没有出现骨愈合，残存椎间隙不稳定或疼痛。

◆ 手术方式

近年出现了经皮病灶搔刮冲洗术，但多发病变或骨破坏呈进行性时还应采用直视下手术。
脊椎骨髓炎的病变位于脊椎前方，要行前方病灶清除、骨移植等基本手术。

病例

61岁，女性，化脓性脊椎炎。

既往有糖尿病史。因腰痛诊断为变形性脊椎病，在当地医院给予镇痛药物等保守
治疗，症状没有改善。2个月后，经MRI检查诊断为化脓性脊椎炎。最终行手术治
疗（图8-3）。

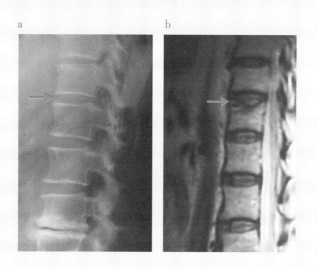

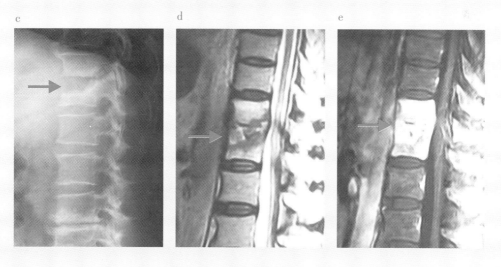

图8-3 化脓性脊椎炎

a、b.单纯X线影像（a）没有明显变化，MRI影像（b）有轻度的灰度变化（箭头）。
c~e.T$_{12}$有压缩破溃的影像，MRI造影显示T$_{11/12}$椎间压缩破溃。在镜下行搔刮冲洗术。

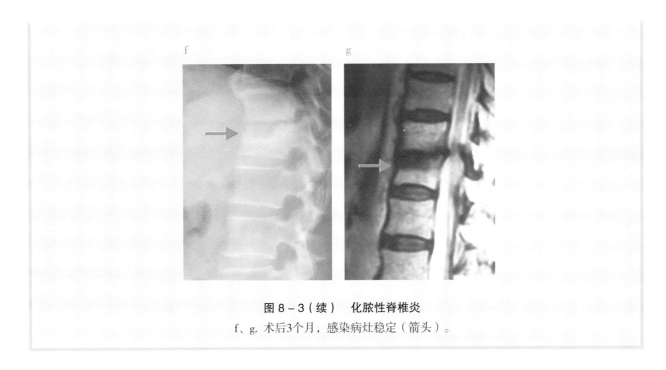

图 8-3（续） 化脓性脊椎炎
f、g. 术后3个月，感染病灶稳定（箭头）。

结核性脊椎炎

概述

日本的结核患病率与 20 世纪 60 年代相比呈减少趋势，但1997年有所增加。结核病在发达国家中最多，最近老年人患病率增加，骨关节结核约占一半。

在 X 线影像诊断不明确时，多以原因不明的腰痛进行治疗，随着近年肺结核感染率的增加，必须时常考虑到结核病的发生。

结核性脊椎炎的发生机制是肺部感染的结核菌血行播散到椎体终板发生感染。在胸腰椎移行部位容易发生（胸椎 40%，腰椎 50%），第 2 腰椎发病最多，第 3 腰椎以上的发病率占 30%；骶椎发生率低。

从问诊、望诊、触诊开始

! 有下列主诉时应引起高度注意

- 镇痛药等保守治疗数周以上，腰背部疼痛不能改善（不伴有发热）。
- 既往伴有结核的易感者及老年人。
- 腰背部疼痛不断加重。

诊断 —— 症状

◆ 发热

表现为低热。

◆ 腰痛

与化脓性脊椎炎不同，不伴有高热、局部发热、显著疼痛等急性炎症的症状。

患病部位出现疼痛或棘突部位有叩击痛。发病初期病变在椎体前方，有腰背部疼痛和棘突叩击痛。

病情进展产生大量脓液，在脊椎病变周围形成脊椎旁脓肿，腰椎结核的脓肿沿髂腰肌向下方流动形成流动性脓肿。此时，皮下可触及波动性肿物，局部有明显的疼痛。为减轻疼痛，髋关节呈屈曲状，髂腰肌呈拘挛状。

结核性脊椎炎发生脓肿的部位如图8-4所示。

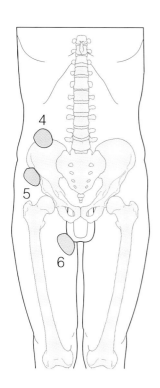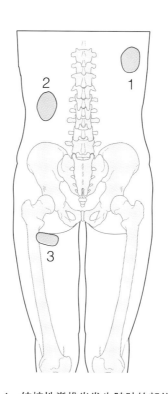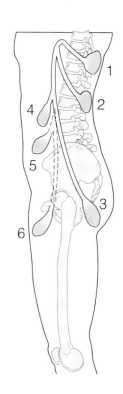

图8-4 结核性脊椎炎发生脓肿的部位
1—胸背部脓肿；2—腰部脓肿；3—坐骨臀部脓肿；
4—髂窝脓肿；5—髂骨大腿部脓肿；6—髂肌脓肿。

诊断 —— 血液学检查

血沉中等度加快。

诊断 —— 影像学检查

单纯 X 线

椎间隙狭窄

与化脓性脊椎炎相同，结核菌经血行播散，在椎体终板下方形成病灶。其中经前纵韧带病变累及相邻椎体，椎间盘组织存在。

骨质破坏

骨质破坏跨越椎间盘向相邻椎体播散，出现骨萎缩、骨质吸收影像。椎体破坏多超过椎体高度的 $1/2$，局部呈后弯状。

反应性骨质增生

没有化脓性脊椎炎那样的骨硬化和骨刺，即使有也非常轻微。

脓肿

X 线正位影像，胸椎病变呈脊椎旁脓肿影像，腰椎病变呈髂腰肌脓肿影像。随着病变的进展出现脓肿壁钙化，呈骨硬化的死骨影像。

CT

与脊椎旁脓肿相比，更容易清晰地显示骨质破坏、死骨的部位。

在化脓性脊椎炎可出现病变周围的骨硬化影像和椎体边缘骨刺形成，但在结核性脊椎炎通常没有这些改变。

MRI

椎体破坏明显，脓肿肉芽组织、死骨等混在一起，呈不均匀的影像。

T_1 加权像呈低信号，T_2 加权像呈高信号。容易发现椎体内、椎管旁、脊椎旁的脓肿。

Gd-DPTA 造影 MRI

包围脓肿的肉芽组织呈现特征性边缘增强效果，是潜在型化脓性脊椎炎、真菌性脊椎炎等共有的表现，但不是结核性脊椎炎的特征。

诊断 —— 其他检查

如结核菌素检查、聚合酶链反应（polymerase chain reaction，PCR）等。

治疗 —— 保守治疗

治疗原则

与化脓性脊椎炎相同，以保持局部制动与避免持重，可使感染病灶的炎症稳定为基本原则。

必要时要严格安静卧床（只允许侧卧位和俯卧位变换体位。吃饭、排便也禁止坐位）。

其他与化脓性脊椎炎相同。

化学疗法

化学疗法的原则与肺结核治疗原则相同，可与内科医生联合进行治疗。可使用异烟肼、利福平、链霉素和吡嗪酰胺四种制剂。

血沉是评价治疗效果的指标。化学治疗的时间以血沉正常、骨 X 线检查所见决定，通常最短需 6 个月。

联合诊疗

与化脓性脊椎炎相同，保守治疗 1～2 个月没有改善者，要考虑手术治疗，怀疑有感染性脊椎炎时，要及早将患者介绍给脊椎专科医生。

治疗 —— 手术治疗

手术适应证

抗结核药物使用过晚、结核病灶已形成的病例，药物难以达到病变部位治愈疾病，需要手术治疗。

手术方式

手术的方法是进入椎体彻底排出脓肿，清除死骨、干酪样坏死物，自体骨移植，矫正变形。

作者所在医院近年对包括 *MRSA* 等感染引起的脊椎脊髓炎行前方、后方二期手术（图 8–5）。首先在脊椎后方感染部位强力制动，控制感染；其次在脊椎前方清除病灶，行骨移植。手术可分步进行，在前方进行手术之后，若疼痛改善、病灶缩小，表明已经获得了令人满意的效果。

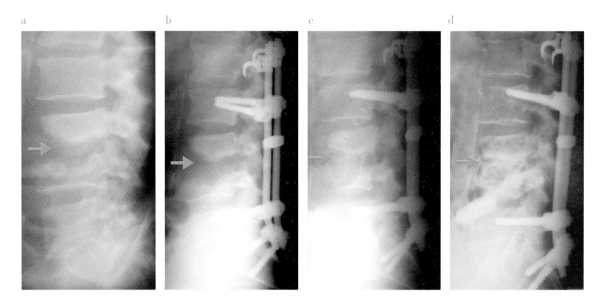

图 8 - 5　针对脊椎炎的前方、后方二期手术

a. 就诊时的单纯 X 线影像：$L_{3/4}$ 椎间盘周围的椎体破坏（箭头）。

b. 术后的单纯 X 线影像：后方行强力制动，控制感染。随着疼痛的改善，全身状态也恢复。

c. 前方病灶清除＋骨移植后的单纯 X 线影像：控制了病灶部位的感染，形成瘢痕。

d. 术后 2 年的单纯 X 线影像：骨愈合完成。

注　意

麻痹病例的手术

对于脊髓麻痹病例，由于椎弓根切除术只行后方减压，造成术后后凸（脊椎向后方凸出），不建议使用。因此，多采用前方病灶清除＋骨移植。但病变范围较广时，要进行确切的诊断和手术计划。结核性脊椎炎要针对死骨和存在的巨大肿物进行处理。

信息板

对保守治疗没有改善的脊椎脊髓炎置之不管，不仅会造成感染蔓延，而且由于脊椎的破坏会导致背部疼痛、坐位困难，同时存在脊髓压迫引起神经麻痹的危险。手术治疗以避免上述病变为目的，控制感染，重建溃破的脊椎。

严格安静卧床

　　全身状态不良或有神经症状的患者，容易接受安静卧床的建议，但腰痛症状较轻、没有神经症状的患者很难坚持安静卧床。不严格执行安静卧床，不仅不能控制感染，还有增加麻痹的危险性，这一点要向患者说明。

第九章 腰痛的运动疗法

青木隆明

概述

根据日本厚生省的统计，在以腰痛为主诉的患者中25～84岁男性占第1位；女性肩酸痛者65～84岁占第1位，15～64岁占第2位。由此看来，腰痛是日常生活的常见病，且发病率很高。

在临床实践中，腰痛的治疗是采用保守疗法还是手术疗法，要进行正确的评价。保守疗法特别是康复治疗（以下称运动疗法）时，要把握腰痛的起因和病变部位（表9－1）。腰痛除急性症状、肿瘤、化脓性脊椎炎、椎间盘突出症等引起的运动疼痛外，慢性疼痛可应用运动疗法（表9－2）。急性期及安静时伴有疼痛者，则不适于运动疗法。

腰痛也是关节障碍的表现之一，应用运动疗法保持其稳定很重要。

表9－1 腰痛运动疗法适应证

外伤导致的腰痛

（1）急性症状：骨折、脱臼、椎间盘突出、韧带损伤等

（2）慢性症状：外伤、骨折、脱臼等的后遗症，骶髂关节不稳定，腰部手术后疼痛

无外伤史的腰痛

（1）急性症状：剧烈腰痛，椎间盘突出，椎间关节性腰痛，结核性脊椎炎，化脓性脊椎炎，化脓性髂腰肌炎，硬膜外脓肿，骶髂关节的炎症性疾病等

（2）慢性症状：强直性脊椎炎，椎间盘突出，脊椎肿瘤，病理性骨折，腰椎分离，腰椎变性滑脱，腰椎管狭窄，椎间关节性腰痛，侧凸，髋关节、髂骨、耻骨、骨盆疾病，骶髂关节不稳定等

表 9 – 2　腰痛慢性症状运动疗法适应证

无下肢痛者

（1）伸展时腰痛加重：椎间关节性腰痛、骶髂关节不稳定

（2）屈曲时腰痛加重：肌性腰痛

（3）蹲位、长时间站立时腰痛加重：椎间关节性腰痛、肌性腰痛

有下肢痛者

（1）伸展时腰及下肢疼痛加重：功能性椎间关节性腰痛

（2）出现间歇性跛行：腰椎管狭窄

（3）髋关节疾病：骶髂关节不稳定、梨状肌综合征

腰痛的发病机制

　　腰痛的发病机制，加藤根据生理学将其分为躯体性疼痛和神经根性疼痛两种类型。

　　躯体性疼痛是腰椎的竖脊肌、椎间关节、脊椎旁韧带、椎间盘、硬膜等处分布的神经末梢受到刺激而产生的疼痛。

　　神经根性疼痛是神经根受到某种刺激产生炎症而引起的疼痛。

　　神经根的刺激是椎间盘突出等器质性病变产生的炎症所致，保守治疗无效者不少。

　　运动疗法可缓解躯体性疼痛，尽可能解除神经根性疼痛的刺激。腰椎的运动疗法对保持腰部的稳定性很有必要。

主动运动疗法

　　一般的腰痛可以应用运动疗法。运动疗法不是针对急性期症状的，而是针对经过详细评估适用运动疗法的慢性症状的。

　　腰痛的运动疗法包括传统的运动疗法和矫正腰及骨盆力线的运动疗法。

◈ McKenzie 体操

　　Mckenzie 体操（图 9 – 1）由患者自己进行，主要是腰部的伸展运动。以下肢疼痛为主诉的患者，通过伸展腰部达到缓解。

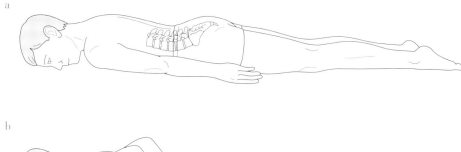

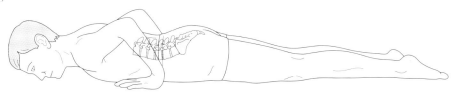

图 9 - 1　McKenzie体操

a. 首先，保持安静的俯卧位。

b. 其次，颈、肩、腰、臀部不用力，两肘放松支撑。

c. 下颌抬起，挺胸，臀部不用力，两肘伸展向上撑起。保持10 s。
该动作重复 10 次。

 注　意

McKenzie 体操的注意事项

不适用伸展位腰痛增加的情况（如脊椎前凸的椎管狭窄症、腰椎椎间关节症等）。腰部、髂肌应缓慢牵伸。

◆ Williams 体操

Williams 体操是腰痛的基本运动疗法，有 6 节体操（图 9 - 2）。可矫正前屈时腰痛加重和矫正骨盆前倾。

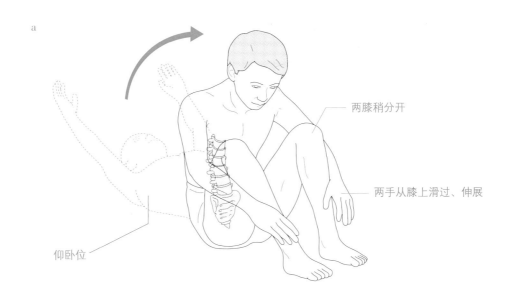

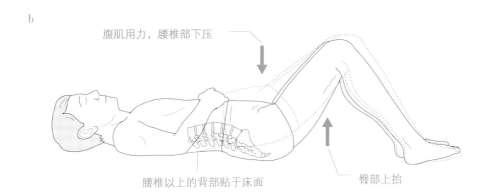

图 9 - 2 Williams 体操

a. 仰卧位，两膝关节呈屈曲位，稍分开。两手伸展向膝部滑动使上身缓慢向上抬起。此时不要完全抬起，应使肩胛骨向上抬，呈静止状态，并保持该姿势一段时间。

b. 仰卧位，腹肌用力，腰椎与床贴紧。腰椎以上的背部贴于床面，收紧臀部肌肉上抬，使臀部离开床面。

c

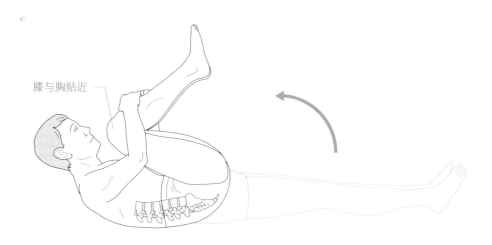

膝与胸贴近

d

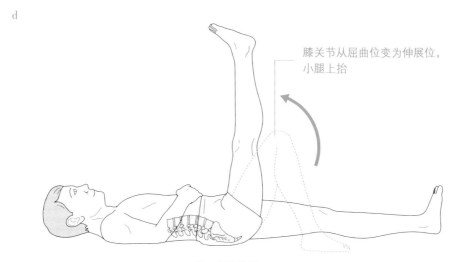

膝关节从屈曲位变为伸展位，
小腿上抬

股二头肌伸展

e

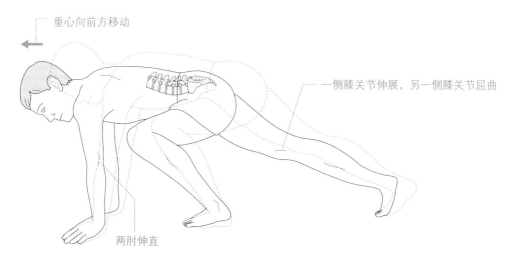

重心向前方移动

一侧膝关节伸展，另一侧膝关节屈曲

两肘伸直

图 9 - 2（续）　Williams 体操

c. 仰卧位，两膝关节屈曲与胸贴近。两腿分别做更好。

d. 仰卧位，单膝关节从屈曲位变为伸展位，小腿上抬，踝关节呈 0°。左右交替进行。

e. 俯撑位，两肘伸直，一侧膝关节屈曲，另一侧膝关节伸展，使重心向前方移动。

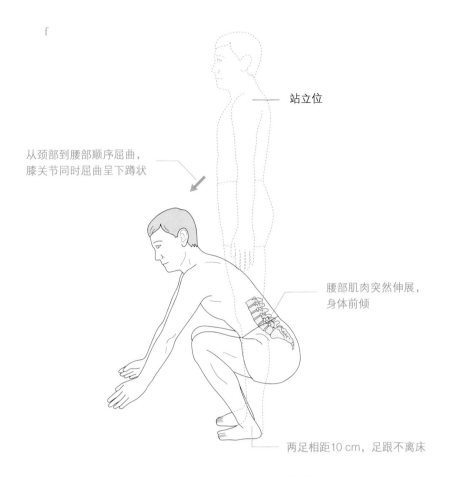

f

站立位

从颈部到腰部顺序屈曲，
膝关节同时屈曲呈下蹲状

腰部肌肉突然伸展，
身体前倾

两足相距10 cm，足跟不离床

图 9 - 2（续）　Williams 体操

f. 站立位，两足分开相距 10 cm，从颈部到腰部顺序屈曲，膝关节同时屈曲呈下蹲状。足跟不离床，腰部肌肉突然伸展，身体前倾。

◈ Pheasant 体操

Pheasant 体操的作用是伸展关节，强化肌力（图 9 - 3）。

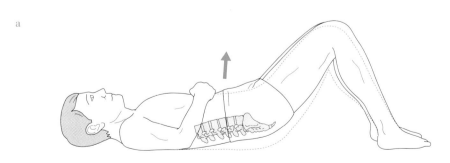

a

图 9 - 3　Pheasant 体操

a. 强化股四头肌肌力：骶尾部抬高。

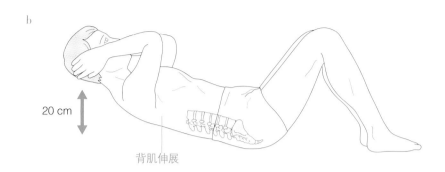

20 cm

背肌伸展

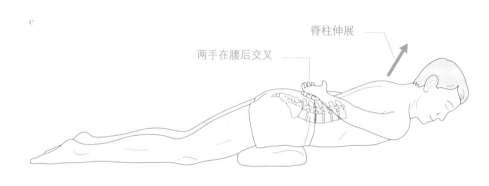

脊柱伸展

两手在腰后交叉

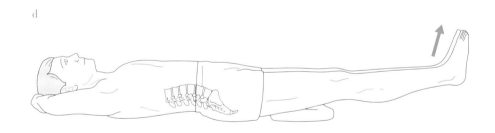

图 9-3（续）　Pheasant 体操

　　b. 强化腹肌肌力：背部伸直，两手抱头，上身抬高 20 cm。

　　c. 强化背部肌力：颈椎、肩不要过多伸展，两手从腰后交叉作为支点使脊柱伸展。

　　d. 强化下肢肌力：下肢伸展抬高，保持良好的姿势。

◆ 美国矫形外科学会的腰痛运动指南

● **早期的运动项目**（图9-4）

a

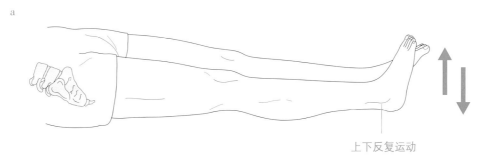

上下反复运动

b

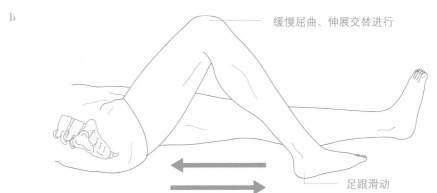

缓慢屈曲、伸展交替进行

足跟滑动

c

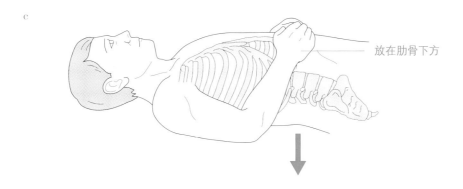

放在肋骨下方

图9-4 早期的运动项目

a. 足尖运动：仰卧位，足尖上下反复运动（10次）。

b. 足跟平面滑动：仰卧位，足跟滑动缓慢屈膝、伸展（10次）。

c. 腹肌收缩：仰卧位，膝关节屈曲，手放在肋骨下方，腹肌收缩使肋骨向后背伸展，闭住呼吸保持5 s（10次）。

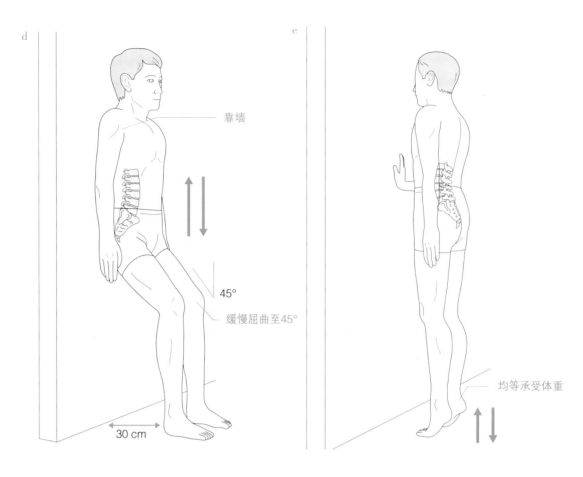

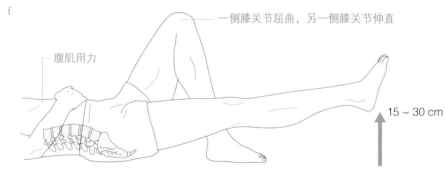

图 9 – 4（续） 早期的运动项目

　　d. 靠墙滑动：背部靠墙，两足向前 30 cm，腹肌用力，两膝关节缓慢屈曲至 45°，保持 5 s（10 次）。

　　e. 足跟上下运动：两足均等承受体重，足跟缓慢上下运动（10 次）。

　　f. 腿部伸展运动：仰卧位，一侧膝关节屈曲，另一侧膝关节伸直。腹肌用力使腰部稳定，足缓慢抬高 15 ~ 30 cm，保持 1 ~ 15 s（10 次）。

 注　意

脊柱肌肉的恢复

　　为了使脊柱肌肉恢复至原来的状态，要进行有规则的运动。

● **中期的运动项目**（图 9 – 5）

a

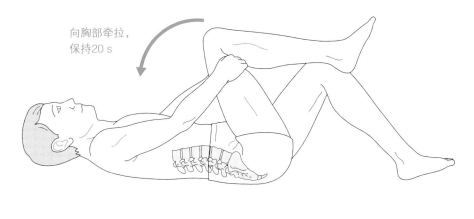

向胸部牵拉，
保持20 s

b

膝关节伸展使大腿后方有紧
张感，保持20 s

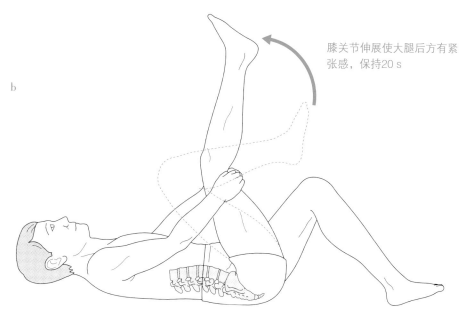

图 9 – 5　中期的运动项目

a. 单侧下肢膝胸伸展：仰卧位，两膝关节微屈，抱住一侧大腿后方向胸部牵拉，保持
20 s（10次）。

b. 股二头肌伸展：仰卧位，两膝关节微屈，抱住一侧大腿后方缓慢伸展膝关节，使大腿
后方有紧张感，保持 20 s（重复 5 次左右）。

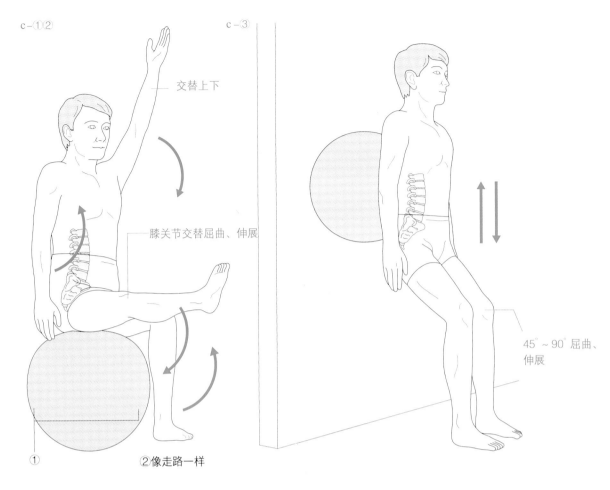

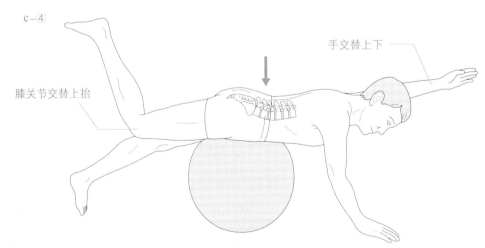

图 9-5（续）　　中期的运动项目

　　c.使用运动球使腰部稳定的运动：

　　①坐在球上，上肢交替上下运动，同时下肢交替进行膝关节伸展、屈曲。上、下肢左右交替进行，足在球的前方缓慢移动。

　　②足放在床上，髋关节和膝关节呈90°屈曲坐在球上，单侧手足缓慢地上下运动，单足缓慢地上下运动像走路一样。

　　③球放在背部和墙之间，膝关节缓慢屈曲、伸展45°～90°。

　　④趴在球上，缓慢地手、足左右交替上举，膝关节交替进行屈曲和上抬。

注　意

项目的选择

在康复治疗师、理疗师的指导下选择适当的运动疗法进行运动锻炼。

后期的运动项目（图 9 - 6）

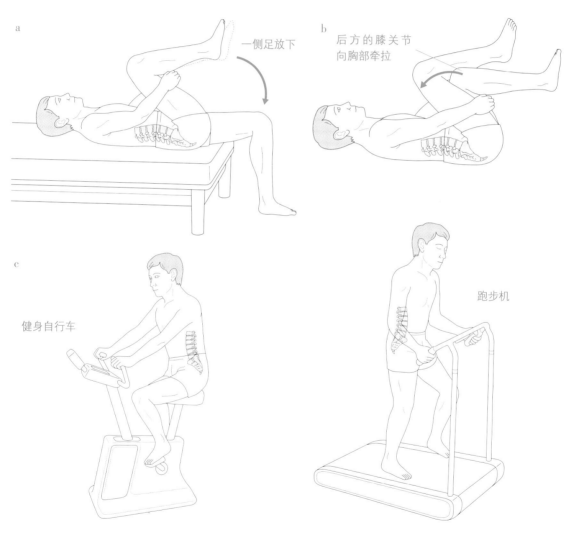

图 9 - 6　后期的运动项目

a. 髋关节伸展：在床边仰面平躺，两膝关节保持在胸前。一侧足放下，另一侧膝关节保持屈曲，使髋关节和大腿前面感到紧张为止。保持 20 s，放松。每侧反复做 5 次。

b. 梨状肌伸展：仰卧位，两膝关节屈曲，两足在上方交叉。后方的膝关节向胸部靠拢，使臀部、髋关节感到紧张为止。保持 20 s，放松。

c. 有氧运动：健身自行车（或自行车）运动 20 ~ 30 min。跑步机运动（坡道跑步）20 ~ 30 min。

注　意

有氧运动的注意事项

有氧运动时，为了保护腰部，要维持腰背脊椎在中立位置，同时腹肌用力，保持稳定。
热身运动后，再进行自行车运动效果更好。

◆ 日本矫形外科推荐的运动疗法

图 9 – 7 所示的运动可改善下肢肌群（髂腰肌、股四头肌、股筋膜张肌、内旋肌群、股二头肌）或
多裂肌的柔韧性，提高腹内压，调整腰 – 臀 – 膝的位置。

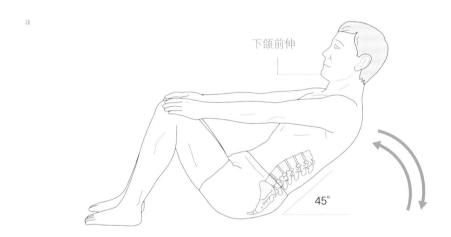

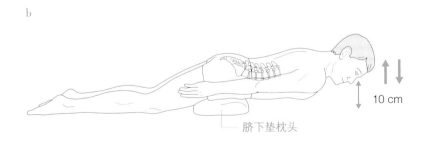

图 9 – 7　日本矫形外科推荐的运动疗法

　　a. 腹肌体操：仰卧位，下颌前伸，身体缓慢抬起，在 45° 的位置静止 5 s（10 次/组，每日 2 组）。
　　b. 背肌体操：俯卧位，脐下垫枕头，下颌前伸，上身抬起 10 cm 左右静止（10 次/组，每日 2 组）。

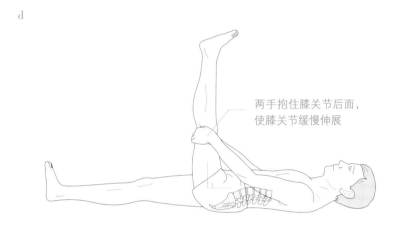

图 9-7（续）　日本矫形外科推荐的运动疗法

　　c. 腰部、腹部、背部的牵伸：仰卧位，双手抱住单侧膝关节向胸部牵拉，静止 10 s。左右交替进行，同时做深呼吸。

　　d. 股二头肌伸展：仰卧位，单侧髋关节屈曲 90°，两手抱住膝关节后面，使膝关节缓慢伸展，静止 10 s。

注　意

强化训练部位的检查

　　认真观察腰－臀－膝的位置，检查强化训练的部位。

被动运动疗法

疾病诊断后，进行运动疗法时，首先要明确运动疗法的目的（表9-3，图9-8、图9-9）。

表9-3　运动疗法的目的及其相关肌肉等

1. 使脊柱稳定

   腹内压和躯干周围肌

2. 使腰部稳定

   多裂肌、腹横肌、腹内斜肌、横突间肌、回旋肌等深层肌肉，髂腰肌、腰方肌等增强前屈的肌群，胸腰筋膜

3. 使身体重心在走行时保持稳定

   股内旋肌、股外旋肌

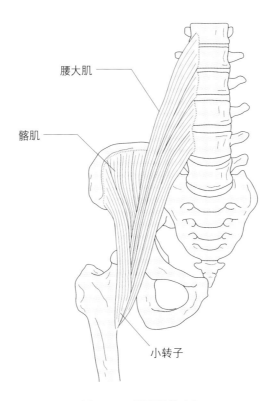

腰大肌

髂肌

小转子

图9-8　髂腰肌的走行

髂腰肌是调整腰椎、骨盆及髋关节屈曲最重要的肌肉。

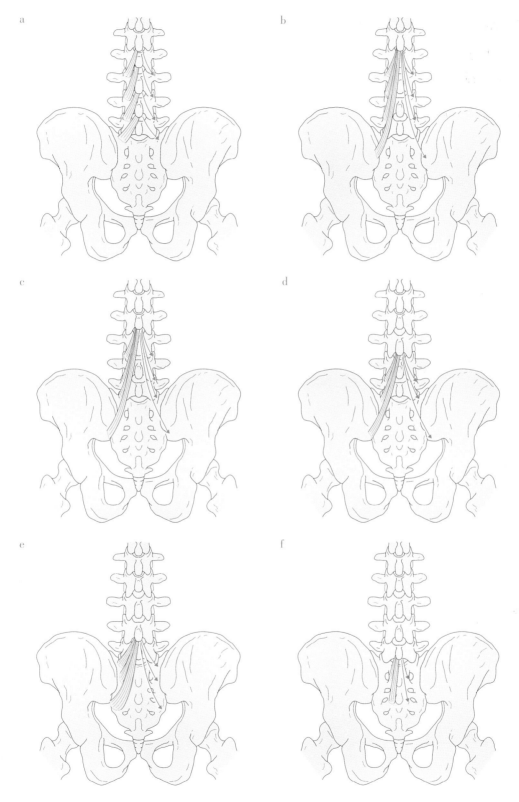

图 9 - 9　腰部多裂肌的走行

运动疗法时，沿着多裂肌的走行进行伸缩，可缓解紧张，促进椎间关节的稳定。

◆ 腰 – 臀 – 膝位置（姿势诊断）

● **腰椎前凸、骨盆前倾、膝伸展**（图 9 – 10）

前屈时，髋关节进一步屈曲，造成下肢肌肉不规律紧张，进而采用胸椎屈曲代偿。
后屈时，骨盆不能向前方移动，造成胸椎的不规律紧张，进而产生椎间关节的压缩应力。

● **腰椎后凸、骨盆后倾、膝屈曲**（图 9 – 11）

前屈时，骨盆不能向后方移动，造成胸椎的不规律紧张。进而增加椎间盘纤维环后方的紧张。
后屈时，髋关节伸展困难，造成下肢肌肉的不规律紧张。

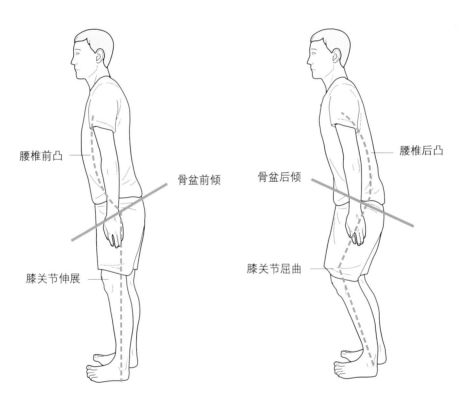

图 9 – 10　腰椎前凸、骨盆前倾、膝关节伸展　　图 9 – 11　腰椎后凸、骨盆后倾、膝关节屈曲

不同疾病的姿势特征

疾病不同,姿势可以呈现明显的不同特征。从患者入室时观察其姿势,结合体格检查,对诊断很有帮助。

● **腰椎间盘突出症**

骨盆向后方移动受限,腰椎过度屈曲,腰椎前凸减少,可见骨盆后倾。

● **腰椎滑脱症**

腰椎前凸明显,增大了椎间关节的压应力,椎体前方的间距加大,引起向前方滑脱。因此,腰椎前凸增大,骨盆多前倾。

● **变形性髋关节病**

由于髂腰肌肌力低下,髋关节屈曲运动由股直肌代偿。股骨头向髋臼的向心性减低,增加了不稳定性。骨盆后倾引起髋关节前方的损伤,有时会导致迅速的破坏性变形性髋关节病。

● 肌肉缩短、延长、收缩不全及压痛点试验

● **Thomas 试验**（图 9 – 12）

该试验用于诊断髋关节的屈曲挛缩。尤其是诊断髋关节伸展侧的膝关节屈曲度,挛缩部位是髂腰肌还是股直肌。仰卧位,如果 Thomas 试验伸展侧髋关节伸展受限,则可判断对侧臀大肌挛缩。

● **Ober 试验**（图 9 – 13）**与改良Ober 试验**（图 9 – 14）

该试验用于诊断髂胫束挛缩。如判断是否有轻度挛缩,可使膝关节处于轻度屈曲位。还可以用于诊断阔筋膜张肌的紧张度。

被检查者采取侧卧位,髋关节伸展、外旋,膝关节呈 90° 屈曲,再使髋关节内旋。内旋受限制则为阳性。

● **SLR 试验**

该试验用于诊断膝关节腘绳肌挛缩、坐骨神经滑动障碍及 L_5/S_1 神经根压迫。

被检查者采取仰卧位,双下肢伸直,足跟保持不动,髋关节不屈曲,检查者一手从上面压向膝关节,一手缓慢地将其下肢抬起。

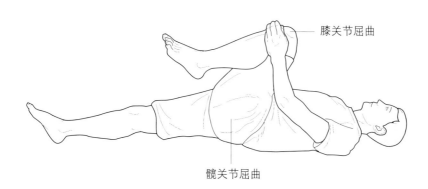

膝关节屈曲

髋关节屈曲

图 9 – 12 Thomas 试验

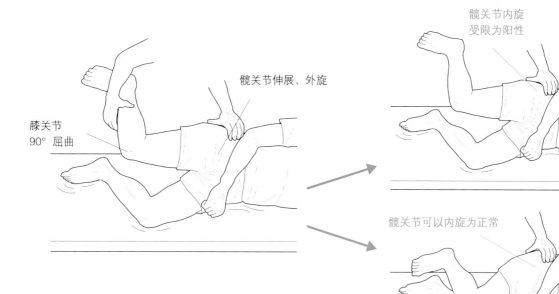

膝关节
90° 屈曲

髋关节伸展、外旋

髋关节内旋
受限为阳性

髋关节可以内旋为正常

图 9 – 13 Ober 试验

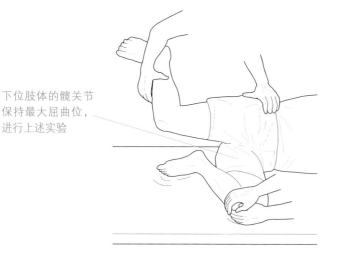

下位肢体的髋关节
保持最大屈曲位，
进行上述实验

图 9 – 14 改良Ober 试验

压迫评估（图9-15）

压迫评估用于诊断椎间关节的压痛点。压迫棘突外侧一横指处。

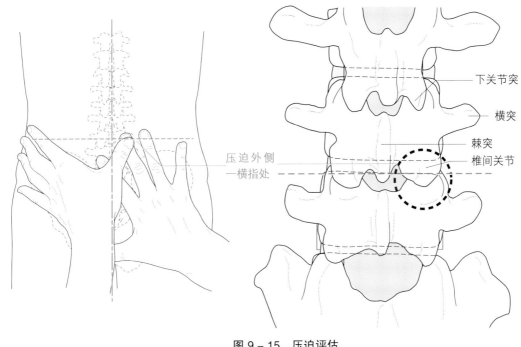

图9-15 压迫评估

足部评估

足部评估用于诊断足部足关节的活动度和肌力。肌力不足时，为使足尖运动会出现膝关节屈曲、脊椎后倾姿势。

运动指导

根据患者功能评估的结果，指导患者进行适宜的运动疗法。下面介绍一些具体的被动运动疗法。进行这些疗法时要注意脊椎－臀－膝的位置，矫正下肢力线最为重要。

放松椎间关节多裂肌和缓解椎间关节挛缩

根据腰椎位置，调整腰椎椎间关节的走向：上位腰椎，使髋关节轻度屈曲；中位腰椎，使髋关节呈45°屈曲；下位腰椎，使髋关节呈90°以上屈曲（图9-16）。

治疗师固定患者的骨盆，左右牵引并向远端牵引，促进患者骨盆恢复到原来的位置。患者可以在治疗师的协助下反复自主运动。

另外，上位腰椎（图9-16a）、中位腰椎（图9-16b）与下位腰椎（图9-16c）各自脊椎前弯的姿势不同。

放松外旋肌群

目的是反复收缩以放松髋关节外旋肌。

患者仰卧位，把枕头或治疗师的大腿放在患者的腘窝部位。由治疗师将患者髋关节被动内旋，然后患者主动外旋髋关节，反复进行。根据肌肉的走行，开始时的肢体位置为：梨状肌，髋关节处于轻度内旋位；双孖肌，髋关节处于中立位；股方肌，髋关节处于轻度外旋位。（图9-17）

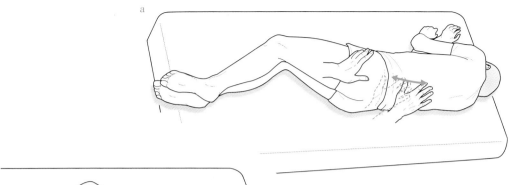

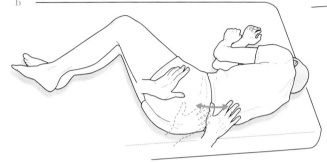

图 9 - 16　放松椎间关节多裂肌和缓解椎间关节挛缩

a. 上位腰椎：髋关节轻度屈曲。

b. 中位腰椎：髋关节45°屈曲。

c. 下位腰椎：髋关节90°屈曲。

从 a 到 c 缓慢地后弯。

沿骨盆的长轴方向牵引，随着多裂肌的收缩，骨盆恢复到原来的位置，反复运动。

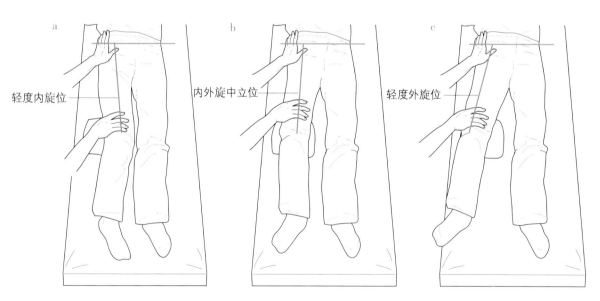

图 9 - 17　放松外旋肌群

有节奏的髋关节外旋使肌肉反复收缩、放松。

a. 放松梨状肌：髋关节开始处于轻度内旋位。

b. 放松双孖肌：髋关节开始处于中立位。

c. 放松股方肌：髋关节开始处于轻度外旋位。

◉ 坐骨神经牵伸训练

膝关节呈屈曲位，髋关节从伸展、外展、外旋位开始向屈曲、内收、内旋位被动运动。确认腘窝到小腿外侧没有出现疼痛的情况下进行运动，直到抵抗消失再返回（图9－18a）。

从膝关节和髋关节屈曲位、踝关节轻度屈曲位、足趾轻度屈曲位开始，进行主动辅助膝关节伸展运动（图9－18b）。

◉ 放松骶髂关节部位多裂肌

主要介绍以下三种方法。

（1）一手使骶骨旋转，另一手触到骶髂后韧带从骶骨向髂骨方向向上牵伸（L_1多裂肌）（图9－19a）。

（2）一手固定坐骨神经，另一手放在髂嵴上，使髋骨后倾（L_3多裂肌）（图9－19b）。

（3）一手放在大转子上，用力将股骨头压向髋臼；另一手放在髂嵴上，使髋骨后倾（L_5多裂肌）（图9－19c）。

◉ 放松髋关节周围肌群

● 牵伸长收肌

髋关节外展及轻度伸展，可使长收肌的止点部位产生抵抗力（图9－20a①）。在此基础上，使髋关节向内收及屈曲方向主动反复收缩运动。

向髋关节外展、伸展方向牵伸（图9－20a②）。注意不要使骨盆前倾或对侧髋关节内收。

● 牵伸内收肌

髋关节外展及屈曲，可使内收肌结节产生抵抗力。向髋关节内收、伸展方向做主动反复收缩运动（图9－20b①）。

使髋关节稍微屈曲，并向外展方向牵伸（图9－20b②）。

◉ 牵伸阔筋膜张肌及臀中肌

阔筋膜张肌在髋关节屈曲、外展、内旋位时可产生等张性收缩和等长性收缩。臀中肌在髋关节外展时可产生收缩。

阔筋膜张肌在充分固定骨盆进行髋关节内收外旋时可牵伸（图9－20c）。臀中肌在髋关节内收内旋位时可牵伸后方的纤维。

◉ 牵伸髂腰肌

首先按压髂腰肌，确认压痛（图9－20d①）。其次在考虑股骨颈前倾角、颈干角前提下行髋关节牵伸、髋关节屈曲的主动运动（图9－20d②）。尤其是利用髂腰肌选择性肌收缩后进行本体感觉神经肌肉促通法（proprioceptive neuromuscular facilitation, PNF）。事先要行Thomas试验确认髋关节的肌收缩和压痛情况。

◉ 检查内收肌

使髋关节从中间位移向外展位，确认内收肌的活动（图9－20e①）。然后确认内收肌等长收缩后的伸展情况（图9－20e②）。两足能分开90°以上，内收肌没有问题。

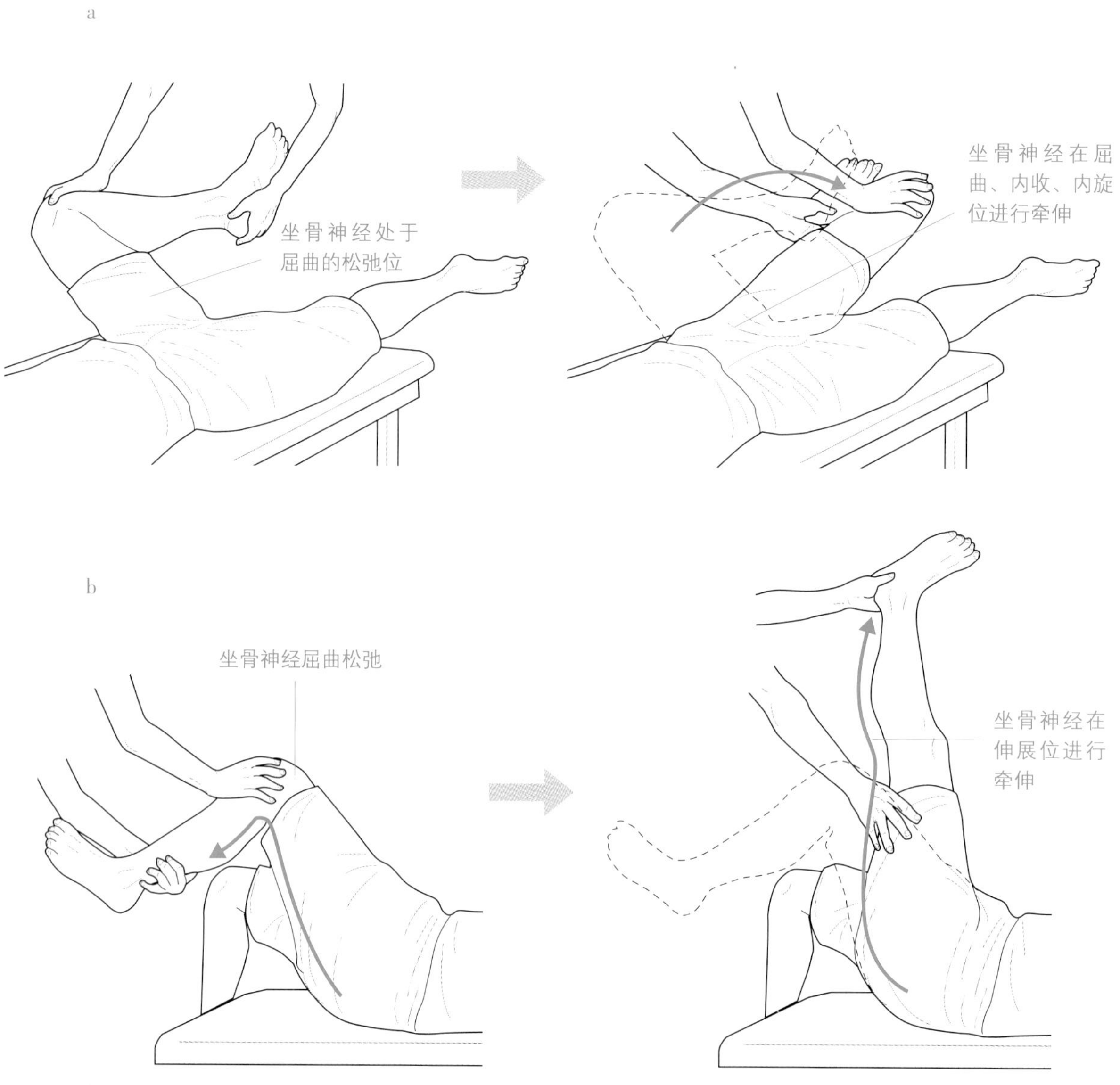

a

坐骨神经处于
屈曲的松弛位

坐骨神经在屈
曲、内收、内旋
位进行牵伸

b

坐骨神经屈曲松弛

坐骨神经在
伸展位进行
牵伸

图 9 - 18　坐骨神经牵伸训练

　a.髋关节。
　b.膝关节。坐骨神经在屈曲位松弛。

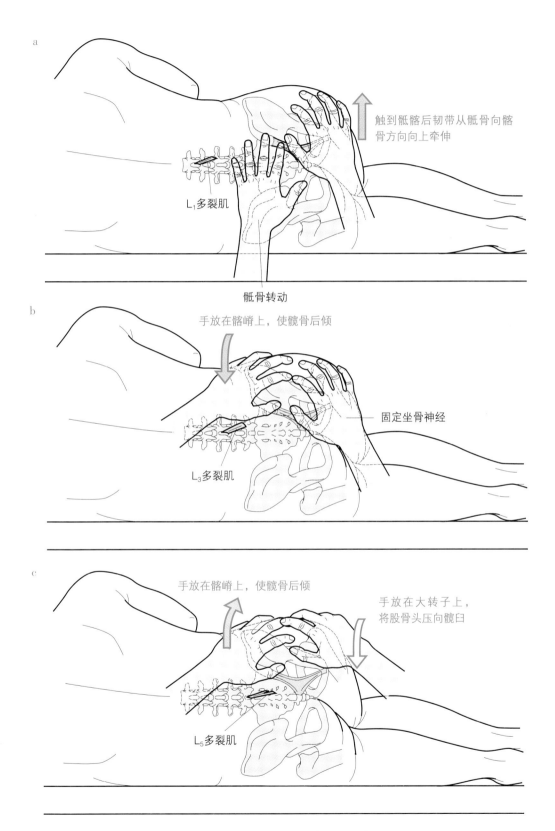

a

触到骶髂后韧带从骶骨向髂骨方向向上牵伸

L₁多裂肌

骶骨转动

b

手放在髂嵴上,使髋骨后倾

固定坐骨神经

L₃多裂肌

c

手放在髂嵴上,使髋骨后倾

手放在大转子上,将股骨头压向髋臼

L₅多裂肌

图 9 - 19 放松骶髂关节部位多裂肌

膝关节处于屈曲位。

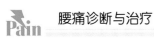
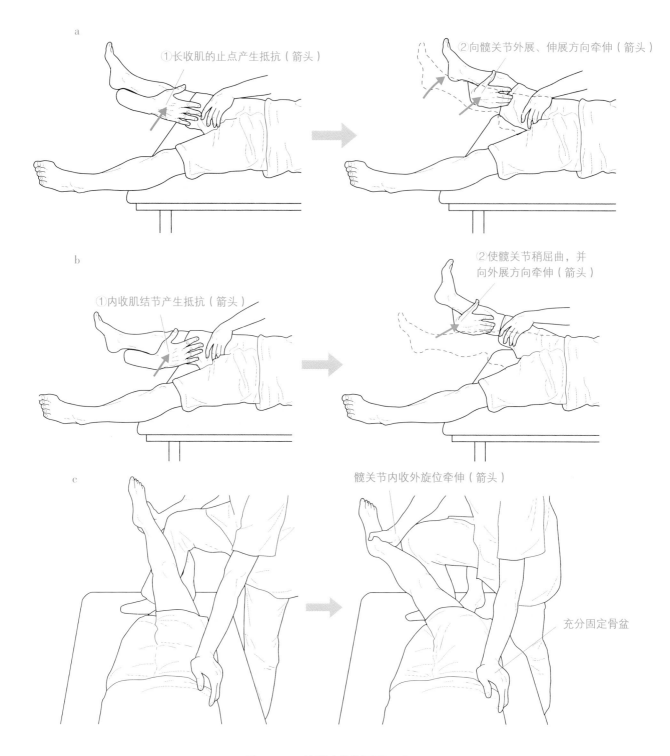

①长收肌的止点产生抵抗（箭头）

②向髋关节外展、伸展方向牵伸（箭头）

①内收肌结节产生抵抗（箭头）

②使髋关节稍屈曲，并向外展方向牵伸（箭头）

髋关节内收外旋位牵伸（箭头）

充分固定骨盆

图 9 - 20 放松髋关节周围肌群

a. 长收肌的牵伸。
b. 大收肌的牵伸。
c. 阔筋膜张肌及臀中肌的牵伸。

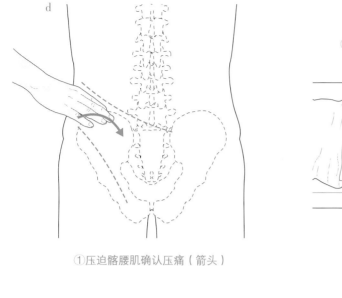

①压迫髂腰肌确认压痛（箭头）

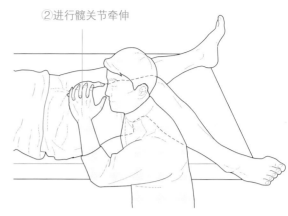

②进行髋关节牵伸

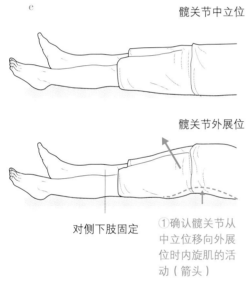

髋关节中立位

髋关节外展位

对侧下肢固定

①确认髋关节从中立位移向外展位时内旋肌的活动（箭头）

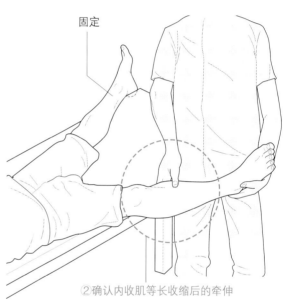

固定

②确认内收肌等长收缩后的牵伸

图 9 – 20（续）　放松髋关节周围肌群

d. 髂腰肌的牵伸。

e. 内收肌的检查。

运动疗法的时限

　　作为保守治疗的运动疗法，患者的需求非常重要。但如果患者腰痛加剧或腰痛在 3 个月内没有改善，就应停止运动疗法，考虑阻滞疗法或手术疗法等其他治疗方法。

第十章　腰痛的阻滞疗法

坂口康道

概述

作为腰及下肢疼痛的治疗方法，神经阻滞疗法是在其他保守治疗无效或效果不好时，有望获得疗效的有效治疗方法（图 10 – 1）。

在矫形外科治疗时常采用骶管阻滞、腰部硬膜外阻滞。在有影像透视设备的科室，可行神经根阻滞、椎间盘造影、椎间关节造影、分离部位阻滞等。

实施阻滞前必须确认没有感染和出血倾向（使用抗血小板药物、抗凝血药物）非常重要，糖尿病、肝功能障碍患者尤其要特别注意。怀疑有化脓性脊椎炎、脊椎肿瘤时，阻滞前要行 MRI 检查。

这里介绍临床使用较多的硬膜外阻滞、神经根阻滞、椎间盘造影和椎间盘内注射疗法。

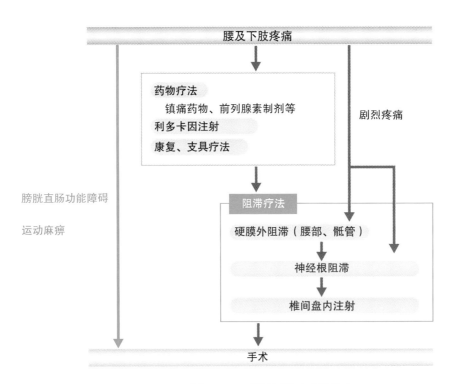

图 10 – 1　腰及下肢疼痛的治疗

此为作者所在科室腰及下肢疼痛的治疗原则。阻滞疗法主要在门诊进行。

硬膜外阻滞

腰及下肢疼痛的硬膜外阻滞，根据穿刺部位分为骶管阻滞和腰部硬膜外阻滞。骶管阻滞的准备和操作较简单，腰部硬膜外阻滞穿刺部位（多为 $L_{4/5}$、L_5/S_1）距病变部位较近，效果较明显。

既往有广泛腰椎椎弓根切除病史的患者，不能进行腰部硬膜外阻滞，可采用骶管阻滞。

◆ 骶管阻滞

◉ 阻滞方法

● 穿刺前准备

阻滞药物为 0.5% 利多卡因 7 ~ 15 mL 与倍他米松2 mg。利多卡因的用量根据年龄和身体状况进行调节。预先把药物抽吸到一支注射器中，并连接 22 G 短针。

● 体位

患者取俯卧位，下腹部垫枕，使臀部抬高（图 10 - 2）。

患者由于疼痛不能采取俯卧位时，可采取侧卧位，髋关节、膝关节屈曲，但俯卧位操作较容易。

● 穿刺部位

摆好体位后，摸到骶正中嵴、骶角和尾骨，三者围成的部位为骶管裂孔，此为穿刺部位（图 10 - 3）。穿刺部位用油性笔做记号，然后消毒。为防止消毒液流入肛门，可在肛门处放置纱布。

● 穿刺方法

穿刺针与体表呈30° ~ 45° 角（图 10 - 4），穿过骶尾韧带到达硬膜外腔。向头侧穿刺超过 S_2，可能穿入蛛网膜下隙，因此穿刺深度通常在 1 ~ 2 cm。

针尖没有触到骨质，正确刺入硬膜外腔后，没有血液回流，注药时毫无阻力。

通常病变部位在 $L_{4/5}$ 椎间水平，距离骶管阻滞的注射部位稍远，且骶管较其他部位的硬膜外腔宽，必要时要加大注射药物的剂量。

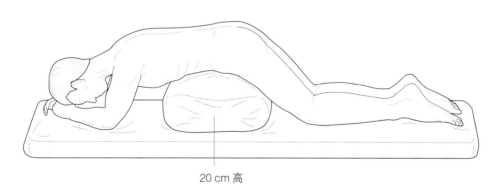

20 cm 高

图 10 - 2 骶管阻滞的体位

俯卧位，下腹部垫枕。

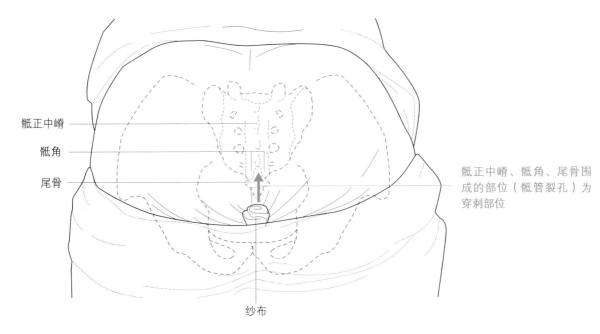

骶正中嵴

骶角

尾骨

骶正中嵴、骶角、尾骨围成的部位（骶管裂孔）为穿刺部位

纱布

图 10 - 3　骶管阻滞的穿刺部位

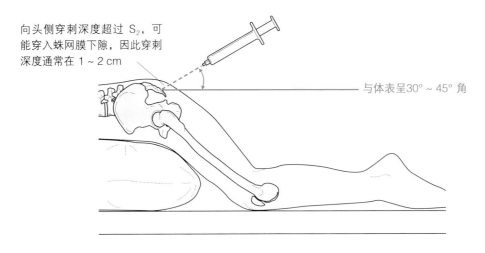

向头侧穿刺深度超过 S_2，可能穿入蛛网膜下隙，因此穿刺深度通常在 1 ~ 2 cm

与体表呈30° ~ 45° 角

图 10 - 4　穿刺角度

注　意

穿刺要点

针尖触到骨质后，最好减小穿刺角度。

骶管裂孔闭锁者，无法穿刺。注射药物前要确认没有血液和脑脊液回流。

● **阻滞后护理**

阻滞后，每 15 min 给患者测量血压一次，患者安静卧床 30 min 后方可回家。

治疗效果

骶管阻滞疗法对腰椎管狭窄症、腰椎间盘突出症伴臀部及下肢疼痛有效。其操作方法简单，在门诊也可实施。

但是骶管阻滞疗法局麻药的用量较腰部硬膜外阻滞多，药物到达病变部位不充分。

腰部硬膜外阻滞

硬膜外腔可以放入导管进行硬膜外连续阻滞，但门诊通常采用单次给药，这里只介绍单次给药方法。

阻滞方法

● **穿刺前准备**

将治疗用品放在无菌治疗巾上。准备 21 ~ 22 G 普通针和硬膜外针（针尖有45°斜面）（图 10 - 5）。穿刺部位覆盖无菌洞巾。

● **体位**

原则上患者采取患侧在下的侧卧位，与腰椎麻醉时同样的腰椎后弓（图 10 - 6）。因疼痛不能采取患侧在下的体位时，也可采用健侧在下的侧卧位。

● **穿刺部位**

根据腰椎棘突和髂嵴的位置确定穿刺的棘突间隙，用油性笔做记号后，局部消毒（图 10 - 6）。

● **穿刺方法**

通常采用正中穿刺，但棘突间隙狭窄时，也可从旁正中进针向正中方向穿刺。应用阻力消失方法确认到达硬膜外隙。穿刺部位的皮肤和皮下局部麻醉，垂直皮肤进针。如果针触到骨质，应参考 X 线侧面影像向头尾侧调整进针方向（图 10 - 7）。

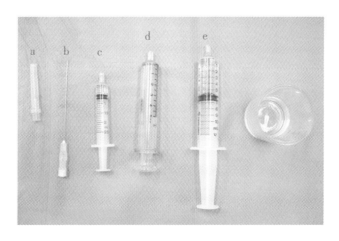

图 10 - 5　腰部硬膜外阻滞用品

　　a. 23 G 针（皮肤局部麻醉用）。

　　b. 21 ~ 22 G 腰椎穿刺针。

　　c. 2.5 mL 注射器。

　　d. 5 mL 玻璃注射器。

　　e. 10 mL 注射器。

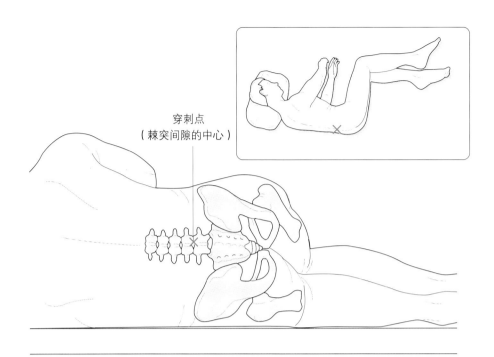

穿刺点
（棘突间隙的中心）

图 10 - 6　腰部硬膜外阻滞的体位和穿刺部位

躯干与床垂直，并前屈。

根据腰椎棘突和髂嵴的位置，确定穿刺的棘突间隙，棘突间隙中心为穿刺点。

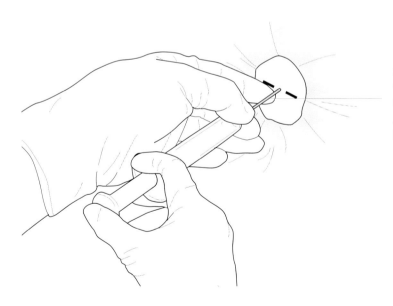

左手拇指和中指握
住针的连接部，示
指背面紧贴患者的
腰部，使左手保持
稳定

图 10 - 7　穿刺方法（阻力消失法）

　　针尖触及棘间韧带或黄韧带时有阻力（抵抗），不能注入空气；针尖突破黄韧带进入硬膜外隙时，阻力消失，能够注入空气。进入黄韧带后，针尖固定，如果不习惯这种方法可在针尖到达黄韧带之前，拔出穿刺针芯，在玻璃注射器内抽吸 3 mL 空气后连接到穿刺针上，右手轻推注入空气，同时缓慢进针。

注　意

穿刺要点

注意不要变动针的深度，用玻璃注射器注入少量生理盐水，确定注入无阻力。此时患者可主诉有轻度的腰痛或下肢疼痛。

然后注入倍他米松和 5 mL 利多卡因。

硬膜外隙注入局麻药后，下肢会出现轻微的发热和麻木感。

● **阻滞后护理**

阻滞后，每 15 min 给患者测量血压一次。患者安静卧床 1 h，确认阻滞效果后，方可回家。

● 治疗效果与局限性

对腰椎间盘突出症、腰椎管狭窄症伴腰及下肢疼痛有治疗效果。对伴膀胱直肠功能障碍、间歇性跛行的腰椎管狭窄症无效。

对消炎镇痛药无效的患者及有消化系统疾病和肾脏损害而不能使用消炎镇痛药的患者，有治疗效果。

腰椎管狭窄的患者要尽量避开明显狭窄的部位注药，可从邻近椎间隙穿刺，同时注药速度要缓慢，边询问患者下肢症状边进行操作。

患者主诉有下肢剧烈疼痛时，应考虑有神经症状，不要强行注药。

激素注射

动物实验证明激素可延迟突出椎间盘的吸收，但多数报道指出硬膜外隙注射激素对椎间盘突出症急性期治疗有效，在发病早期为了增强抗炎作用常并用激素。

病例

主诉左臀部疼痛，MRI 检查显示明显的椎间盘变性，脊髓造影显示 S_1 神经根有阴影缺失，对该患者实施腰部硬膜外阻滞。每次阻滞后效果持续 2 个月，2 年间实施 10 余次阻滞，阻滞效果消失后疼痛复发。最后一次阻滞时变为蛛网膜下隙阻滞。

考虑该患者为硬膜外隙粘连，椎间盘内注射也无效，判断阻滞疗法已无效，适合手术疗法。

注 意

避免蛛网膜下隙阻滞的方法

穿刺针的深度稍微过深，注入局麻药后就会出现蛛网膜下隙阻滞，引起下肢运动麻痹。拔出针芯时有脑脊液流出，要变更穿刺部位重新穿刺。有时没有脑脊液流出，但出现下肢运动麻痹，早期也可判断出现了蛛网膜下隙阻滞。

为防止该现象出现：①穿刺后拔出针芯时，要确认有无脑脊液流出；②先注入利多卡因 1 mL，2～3 min 后确认没有下肢运动障碍和感觉障碍再注入剩余的剂量。这样可减少蛛网膜下隙阻滞的危险。

- 阻滞后护理

出现腰椎麻醉后，要安静卧床 2～3 h，等待下肢肌力完全恢复，向患者说明有头痛的可能性后，方可让其回家。

注 意

硬膜外血肿的启示

硬膜外血肿临床上虽然很少出现，但当麻痹不能恢复时，应考虑硬膜外血肿压迫神经的可能性，要行 MRI 检查。

神经根阻滞

神经根阻滞是在透视下选择性地将针穿刺到一侧神经根，注入造影剂显示神经根走行，然后注入局麻药的方法。该方法可以观察 MRI、脊髓造影难以显示的椎间孔内及椎间孔外的状态，可再现与该神经根病变相关的疼痛症状，以及确认阻滞效果；也可以成为最后的治疗手段。

◎ 阻滞方法

- 穿刺准备

将 8～10 cm 长、22 G 左右的神经阻滞针及造影剂（碘海醇等）、倍他米松 2 mg、2% 利多卡因等用品放置在清洁治疗巾上（图 10 - 8）。

- 体位

患者取俯卧位，胸腹部下放枕（图 10 - 2）。

预先在 X 线透视下大致确定横突的位置，在神经根对应的患侧横突中央部位用油性笔做记号。

- 穿刺部位

L_5 神经由 $L_{4/5}$ 椎间盘水平的硬膜处分出，从 L_5 椎弓根下方 L_5/S_1 椎间隙穿出椎管外（图 10 - 9）。由于神经根位于横突基部下方的椎弓根处，L_5 神经根阻滞以 L_5 横突为标志。

● **穿刺方法**

穿刺针触及横突后，针的方向稍稍向内侧尾侧改变（约 20°）后再进针 1～1.5 cm，到达椎弓根尾侧的神经根（图 10-10）。对本阻滞方法不熟悉者，应事先观看腰椎模型，熟悉解剖。

阻滞 S_1 神经根时，穿刺点在腰神经根向内约 1 cm 处，穿刺针触到第 1 骶骨后孔后再稍进针可到达神经根（图 10-11）。第 1 骶骨后孔在透视下较难判断，要参照 X 线片来确定位置。

针尖触到神经根后，患者多主诉有向足部的放射痛。放射痛剧烈时，老年患者往往不能清楚地回答问题，因此多数情况下，放射痛可作为诊断病变部位的重要依据。

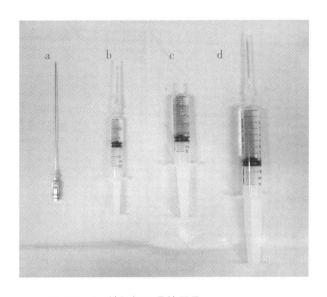

图 10-8　神经根阻滞的用品

　　a. 22 G 神经阻滞针。

　　b. 倍他米松 2 mg + 2% 利多卡因 1～2 mL。

　　c. 碘海醇 300®。

　　d. 利多卡因。

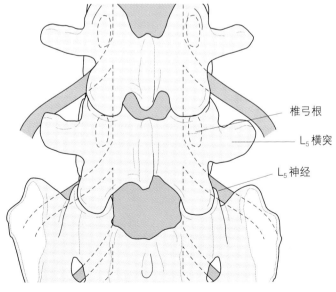

椎弓根

L_5 横突

L_5 神经

图 10-9　穿刺部位

L_5 神经的走行：由 $L_{4/5}$ 椎间盘水平的硬膜处分出，从 L_5 椎弓根下方 L_5/S_1 椎间隙穿出椎管外。

L_5 横突：由于神经根位于横突基部下方的椎弓根处，L_5 神经根阻滞时，以 L_5 横突为标志。

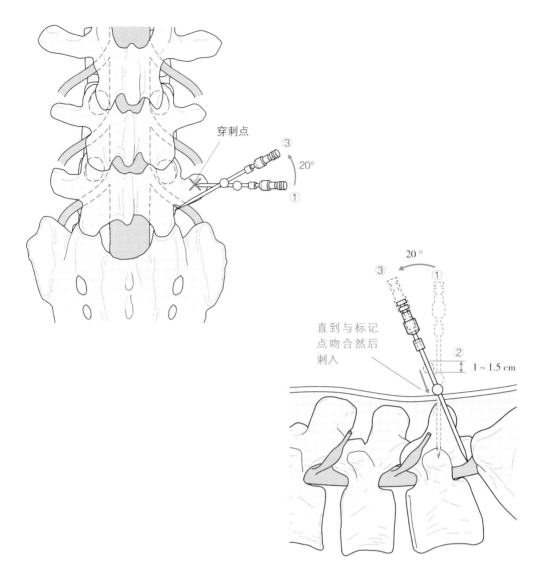

图 10 - 10　穿刺方法

① 影像透视下，在横突的中央部位用油性笔做标记，消毒后，用神经阻滞针垂直刺向横突。

② 与标记点吻合，自横突再进针 1 ~ 1.5 cm。

③ 阻滞针稍稍拔出一些，向内侧尾侧改变方向（约 20°），向椎弓根下方（椎弓根尾侧走行的神经根）进针。

穿刺要点

从横突向内侧尾侧方向进针时，为避免损伤神经根要缓慢穿刺。注入造影剂时，如果出现剧烈的疼痛，不要强行注射，将针稍微拔出一点后再注射。

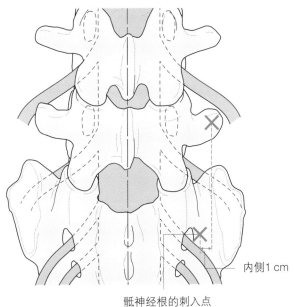

内侧 1 cm

骶神经根的刺入点

图 10 – 11　S₁ 神经根的穿刺方法

穿刺点在腰神经根穿刺点内侧约 1 cm 处，到达骶骨的深度，要增加 1 ~ 2 cm 才能与标记点吻合。探查到第 1 骶骨后孔后，再继续进针。有时也不出现放射痛。

有无下肢放射痛

患者多主诉有该神经根支配区域（L_5 神经为小腿外侧至第 1 趾背侧附近）的放射痛，但主诉轻度放射痛者也不少见。为使神经损伤降到最小，穿刺针最好不直接刺入神经。

穿刺成功后，在透视下注入造影剂 1 ~ 2 mL。注入时患者常主诉有下肢放射痛。然后注入 2% 利多卡因 1 ~ 2 mL 和倍他米松 2 mg。如果与病变部位吻合，注射后症状会立即得到改善。

● 阻滞后的护理

患者如因下肢肌力低下导致步行困难，要等肌力恢复后再回家。

诊断要点

作为功能诊断，可以根据神经根穿刺或注药时出现放射痛的部位及阻滞后症状的改善程度来确认，并推断该神经根与症状相关的程度。影像学诊断可以通过造影使神经根清晰显影，可以看到造影剂中断和走行的异常。

$L_{4/5}$ 椎间盘突出位于旁正中时，损害 L_5 神经根；$L_{4/5}$ 椎间盘在椎间孔外突出时，多可损害上位 L_4 神经根。

病例

图 10 - 12 所示为 L_5/S_1 椎间盘较大的旁正中突出，椎间孔内有造影剂中断的影像。

图 10 - 13 所示为 $L_{4/5}$ 椎间盘外侧突出，尾侧有造影剂中断的影像。

图 10 - 14 所示为腰椎管狭窄，外侧凹陷部位有造影剂中断的影像。

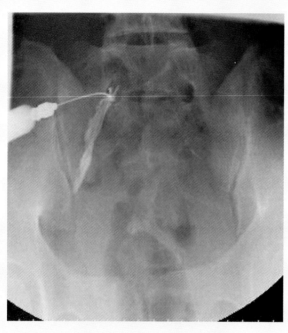

图 10 - 12 L_5/S_1 椎间盘突出，行左侧 S_1 神经根阻滞

椎间孔入口处出现造影剂中断。虽然再现下肢疼痛，但时间短暂。

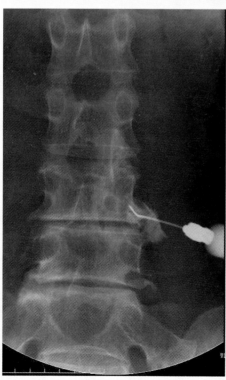

图 10 - 13 $L_{4/5}$ 椎间盘外侧突出，行 L_4 神经根阻滞

L_5 上端以下造影剂中断。造影剂注入时，出现剧烈的下肢疼痛，阻滞后疼痛改善，避免了手术。

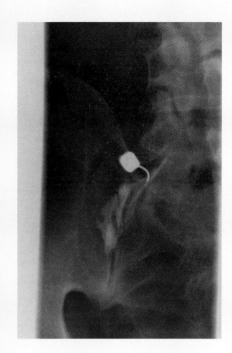

图 10 – 14　腰椎管狭窄，行 L_5 神经根
阻滞

外侧凹陷部位出现造影剂中断。再现
下肢疼痛，但效果不明显，为手术适应
证。

● 治疗效果

动物实验表明神经根阻滞的作用机制除了局麻药阻断疼痛的传递，同时也增加了神经根的血流。

神经根阻滞效果的持续时间，有时为局麻药的作用时间，约 2 h，也有数月以上或永久性的。有报道指出，初次的作用持续时间可维持 24 h 以上。

椎间盘突出的疼痛剧烈期，行神经根阻滞可使疼痛减轻，不必手术治疗（图 10 – 13）。有报道指出，判断有手术适应证的患者实施神经根阻滞后，53% 的患者可避免手术。临床经验证明，腰椎管狭窄造成的根性痛，采用神经根阻滞可取得长期的效果。

但是，没有取得长期效果的患者，不宜反复进行阻滞，应考虑手术治疗（图 10 – 12）。骨刺明显，俯卧位神经根阻滞困难时，可采用斜位直接刺入法。该神经根造成的运动麻痹为轻度时，最好采用保守治疗；麻痹使肌力至 3 级以下时，不适合神经根阻滞，要考虑手术治疗。

老年患者有时不主诉足趾的慢性运动麻痹，保守治疗不能缓解疼痛，应选择手术。膀胱直肠功能障碍、有明显间歇性跛行的马尾型腰椎管狭窄症患者，神经根阻滞无效。

椎间盘造影与椎间盘内注射疗法

● 注射方法

椎间盘内注射造影剂，确认部位正确后，注射局麻药和激素。

一般采用侧后方（硬膜外）穿刺方法，L_5/S_1 椎间盘由于髂嵴的影响，从侧后方穿刺困难，此时可采用和腰椎穿刺相同的方法，从正中经硬膜穿刺。下面介绍侧后方穿刺方法。

• 穿刺前准备

准备21 G、长 12～14 cm 的套管针（长的腰椎穿刺针）、注射器（阻力大时，为避免连接不紧，用有锁扣的更方便）、造影剂（碘海醇300®）、1% 利多卡因和倍他米松 2 mg。

• 体位

患者采取侧卧位，影像透视下确定目标椎间盘。然后采取健侧在上的半俯卧位（图 10 – 15）。腹部垫枕，使进针侧（健侧）的椎间隙张开。透视下，X 线球管倾斜与目标椎间盘平行。身体倾斜使上关节突的前缘与椎体的中心相重合。

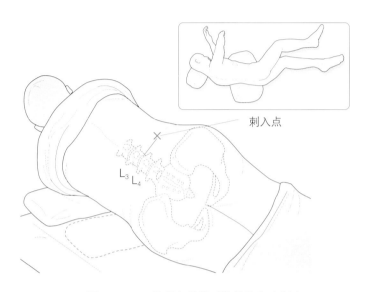

刺入点

图 10 – 15　椎间盘造影时的体位和穿刺点

取健侧在上的半俯卧位（左下肢疼痛），腹部垫枕，使进针侧（健侧）的椎间隙变大。身体倾斜（向射线方向倾斜）使上关节突的前缘与椎体的中心相重合。

• 穿刺部位

透视下，上关节突的近前方为穿刺点（图 10 – 16）。

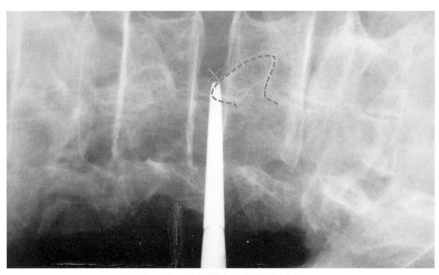

图 10 – 16　椎间盘内注射的穿刺点

上关节突（尖端）的前缘（×）为穿刺点。出现下肢放射痛，进针点改为后下方。

● **穿刺方法**

　　神经阻滞针尽可能在椎间盘上、下、左、右的中央刺入（图 10 - 17）。进入椎间盘纤维环时，阻力增加。针尖稍微刺入椎间盘内，周围的助手将患者从静态的半俯卧位，连续地向侧卧位变换体位，确认针尖的位置后，向椎间盘中央进针。针尖最终的位置最好在椎间盘的髓核，而不是在椎间盘的中央或纤维环。

　　患者侧卧位，透视下缓慢注入造影剂 1 ~ 4 mL。如果患者出现剧烈疼痛，不要强行注射。此时要记录注射时有无出现阻力和患者有无出现腰及下肢疼痛。患者椎间盘变性明显时，注射阻力较弱，造影剂扩散到整个椎间盘。患者纤维环有断裂，造影剂能注入 4 mL 以上，可沿椎体后面漏出。

　　X 线摄影（图 10 - 18）后，注入倍他米松 2 mg 和利多卡因约 1 mL。有 CT 设备的医院，行 CT 椎间盘造影（CTD）（图 10 - 19）。

● **注射后管理**

　　患者腰及下肢疼痛没有加重，不必安静卧床，但有时会出现一过性疼痛加剧。

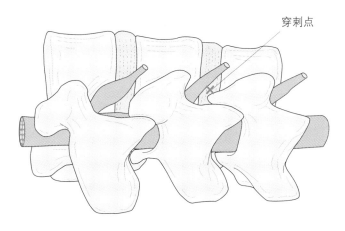

图 10 - 17　穿刺方法

　　神经阻滞针尽量在椎间盘上、下、左、右的中央部位刺入。射线的倾斜方向与神经阻滞针的倾斜方向一致。良好体位和正确的穿刺点是关键。

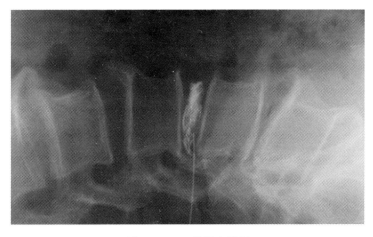

图 10 - 18　椎间盘造影

　　注入造影剂时记录患者有无腰及下肢疼痛。该病例出现左臀部疼痛。

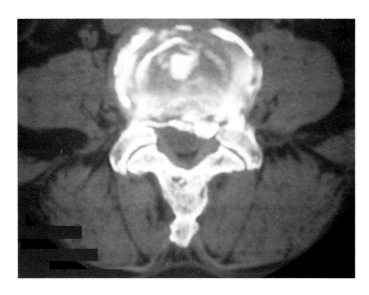

图 10 - 19　CTD（与图 10 - 18为同一个病例）

患者1年前腰部硬膜外阻滞有明显疗效，1年后再发，腰部硬膜外阻滞无效，用椎间盘内注射疗法有效。

● 诊断要点

以前多用 X 线影像诊断椎间盘变性或突出；现在 MRI、CT 影像清晰度增高，X 线影像诊断已较少使用，但是对肿瘤与椎间盘突出的鉴别诊断、椎间孔至椎间孔外的突出（外侧突出）及硬膜内突出的诊断仍然有用。

注入造影剂时患者疼痛再现，对诊断病变椎间盘的定位多有意义。CTD 可显示旁正中突出（图 10 - 20），椎间盘造影和 CTD 可显示外侧突出（图 10 - 21、图 10 - 22）。

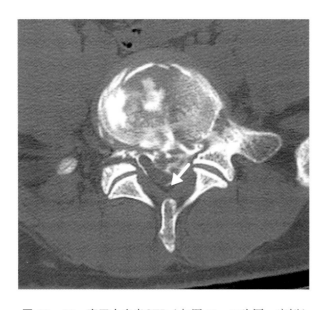

图 10 - 20　旁正中突出CTD（与图 10 - 12为同一病例）

$L_{5/6}$ 椎间盘旁正中突出，穿破后纵韧带（箭头）。

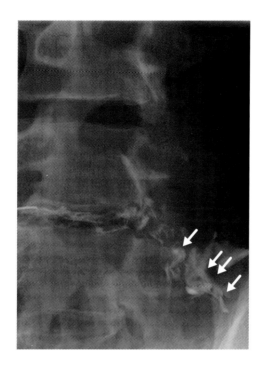

图 10 - 21　外侧突出

造影剂漏出椎间盘外（箭头）。

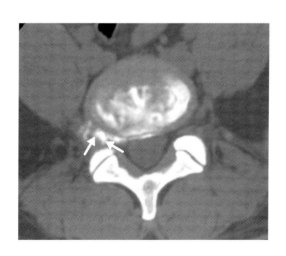

图 10 - 22　外侧突出CTD（与图 10 - 21 为同一病例）

显示椎间盘突出从椎间孔内突向椎间孔外（箭头）。之前就医时，应用神经根阻滞效
果不佳，劝其手术。但椎间盘内注射疗法和硬膜外阻滞后症状改善，避免了手术。

● **治疗效果**

　　椎间盘内注射局麻药，可改善椎间盘周围病变对神经刺激导致的腰痛，也可改善纤维环或后纵韧带断裂对神经根刺激导致的下肢疼痛。激素有抗炎作用，可合并使用。

　　椎间盘突出时，椎间盘内注射疗法是保守治疗的最终手段，如果无效，多考虑手术治疗。椎间盘内注射疗法可使多数病例症状得到改善。有报道指出，包括硬膜外阻滞在内的保守疗法无效，以手术为目的住院的椎间盘突出患者，采用椎间盘内注射激素，有效率为60%；也有报道椎间盘造影，进一步使用椎间盘内加压注射疗法也有效。

注 意

放射疼痛

椎间盘缺乏血流，对感染抵抗力较弱，必须注意无菌操作。为预防感染，可给予口服抗生素。

穿刺针刺入椎间盘时，如果滑向椎体前方，有损伤大动脉、大静脉的危险。因此，穿刺时患者要保持正确的体位，要在透视下确定针尖的位置后再穿刺。

上关节突的前方有神经根走行，穿刺有危险。穿刺时要缓慢，患者出现下肢放射性疼痛时，应稍向后下方改变穿刺方向。

小贴士

神经阻滞的并发症及其治疗

神经阻滞的并发症有以下五种。

（1）局麻药中毒、过敏反应：阻滞前要询问有无牙科麻醉的既往史，确保药物不进入血管，并准备好抢救物品。

（2）感染：要确保基本的无菌操作，目前医用注射器多由塑料制成，最好使用一次性无菌注射器，注射前注射部位要消毒。

（3）神经损伤：椎间盘造影时穿刺神经根及神经根阻滞时会损伤神经。因此，穿刺时要注意患者下肢的症状，注意正确的体位和穿刺方法。

（4）硬膜外血肿导致的神经并发症：确认有无使用抗血小板药物，如有使用，在阻滞前要停药（噻氯匹定停用 2 d，阿司匹林停用 7 d）。肝功能障碍或血液病导致凝血机制障碍的患者，要避免使用阻滞疗法。穿刺时有出血，要特别注意。

（5）穿入蛛网膜下隙：确认有脑脊液流出。

★患者出院回家时要将硬膜外血肿、感染等注意事项的说明书交给患者。

第十一章 腰痛的手术疗法

西本博文

概述

腰痛是日常诊疗时最常见的主诉之一，在适当的时期，进行适当的检查和治疗非常重要。由于随意、持续地应用保守治疗，导致不可逆性的疼痛、残留麻痹、运动麻痹恶化、进行性大小便障碍等屡见不鲜。患者不仅没有 ADL，甚至 QOL 也会出现明显损害，最终增加精神痛苦，以至于卧床不起。

有手术适应证时，一定不要错过手术时机。

这里介绍以腰痛为主诉的代表性脊椎疾病手术适应证和手术方式的应知应会基本知识。

联合诊疗体会

疾病联合诊疗系指当主治医生判断患者需要特别的检查和治疗时，要把患者介绍到有高度先进医疗器械和技术的医疗机构。

腰痛的联合诊疗是指在早期进行 MRI 等影像学检查，得到正确的诊断，并选择适当的治疗方法，对保守治疗无效或麻痹症状加重者，及早介绍给脊椎专科医生。这对腰痛患者非常重要，不仅能够判断各种腰痛疾病的病情，而且可准确地掌握手术适应证。疾病的联合诊疗是必不可少的。

腰椎管狭窄症

概述

■ 手术适应证

与神经根型椎管狭窄相比，马尾型和混合型对保守疗法的反应差，要充分掌握手术适应证，不要错过手术的最佳时期。此外，要充分了解患者的全身状态、社会背景、精神心理状况，掌握全面情况很重要。

- 绝对适应证
（1）进行性下肢麻痹。
（2）膀胱直肠功能障碍。
- 相对适应证
（1）保守治疗无效的顽固性腰及下肢疼痛。
（2）步行障碍恶化。

■ 代表性的手术方式

（1）单侧椎弓切除术。

（2）后路腰椎椎间融合术（posterior lumbar interbody fusion，PLIF）。

（3）经椎间孔腰椎椎间融合术（transforaminal lumbar interbody fusion，TLIF）。

手术技巧

■ 单侧椎弓切除术

单侧椎弓切除术是针对无腰椎不稳定的患者，以减压为目的的手术。该术保留棘上、棘间韧带，切除单侧或两侧的黄韧带、骨刺，并可以确认对侧神经根的状态。

■ PLIF与TLIF

PLIF 与 TLIF 适用于腰椎变性滑脱症、腰椎分离滑脱症、腰椎变性侧凸等有不稳定存在及主诉重度腰痛等腰椎管狭窄、腰椎间盘突出伴腰椎不稳定及再次手术的患者。

PLIF：切除椎弓和黄韧带，从硬膜两侧廓清椎间隙，从两侧植入移植骨或支撑器，放置椎弓根螺丝钉等。

TLIF：切除单侧的椎间关节，从单侧到达椎间隙。

TLIF 和 PLIF 同样是切除单侧椎弓，从单侧到双侧进行充分的减压。

岐阜大学和作者所在医院采用不减压的 TLIF，即不暴露硬膜，以固定为目的。

不减压 TLIF 的适应证包括：① 使用四点支持台可减轻症状的患者；② 无重度马尾障碍的患者；③ 无重度椎管狭窄的患者。

种市等人报道，采用微创旁正中肌间隙入路的腰椎椎体间固定术和微创正中椎管减压并用的新的微创 TLIF（mini-open TLIF）方法。

病例

47岁，女性，腰椎管狭窄症（图 11 – 1）。

主诉：腰痛和间歇性跛行。

方法：实施 $L_{4/5}$ PLIF。L_4 部分椎弓切除。从两侧行硬膜囊减压、椎间盘廓清，填充骨和支撑器。最后 L_4、L_5 用椎弓根螺丝钉固定。

病例

70岁，女性，变性腰椎管狭窄症（图 11 – 2）。

主诉：腰痛，混合型间歇性跛行。术前 MRI（a）显示从 $L_{2/3}$ 到 $L_{4/5}$ 狭窄。

方法：实施 $L_{2/3}$ 到 $L_{4/5}$ 椎间的 TLIF。残存有轻度的下肢麻痹，腰痛、间歇性跛行消失。

a
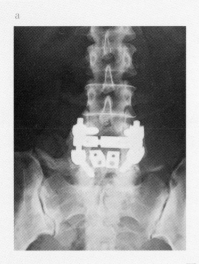
b
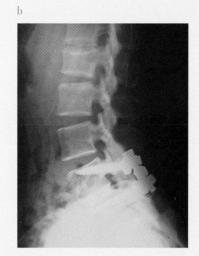

图 11 - 1　PLIF
a. 正位影像。　　b. 侧位影像。

a
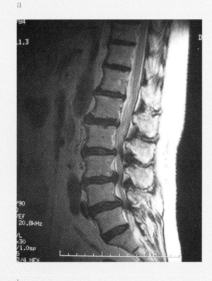

b
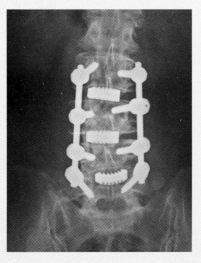
c
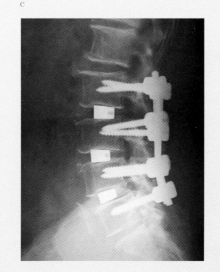

图 11 - 2　TLIF
a. 术前 MRI 影像。　　b. 术后正位影像。　　c. 术后侧位影像。

腰椎间盘突出症

概述

■ 手术适应证

- **绝对适应证**

（1）膀胱直肠功能障碍等马尾综合征。

（2）足下垂等高度运动麻痹。

- **相对适应证**

（1）保守治疗无效。

（2）症状反复出现。

（3）适应个人、社会的需要。

Weber 比较了保守治疗和手术治疗人群中神经学改善的情况，在术后 10 年间保守治疗者 56% 取得良好效果，而手术治疗者 58% 取得良好效果。10 年的效果差异没有显著性。

U. Ahn 等报道，腰椎间盘突出症的马尾综合征 69% 为急性发病，发病后 48 h 之内与 48 h 之后行手术，效果有差异。

因马尾综合征患者要在 48 h 内紧急手术，因此要及早将患者介绍给脊椎专科医生。

■ 代表性的手术方式

（1）后路椎间盘摘除术（Love 法）。

（2）显微镜下椎间盘摘除术（Mico-Love 法）。

（3）内窥镜下椎间盘摘除术（microendoscopic disectomy，MED）。

（4）腰椎前方减压固定术。

（5）椎间盘内疗法（中间疗法）。

这些手术方式各自有其适应证及优缺点，应由脊椎专科医生选择。但是不论选择哪种手术方式，因为病变程度的差异，常有再发的可能性。

要向患者提供相关信息，同时参考日本矫形外科学会诊疗指南（腰椎间盘突出症诊疗指南），综合诊疗，为患者提供高质量的诊疗服务。

手术技巧

■ 后路椎间盘摘除术

此法是从后方进入，在椎弓间单侧椎弓上最小限度地开窗，避开神经根，将突出摘除的手术方式。

■ 显微镜可视下椎间盘摘除术

此法是上述 Love 法在显微镜下操作的手术方式。与 Love 法相比，可在小切口下安全实施手术。

■ 内窥镜下椎间盘摘除术

此法保留后方支持组织，侵袭最小，并能保证视野清晰。使用斜视镜，可以看到直视镜下看不到的部位。但是操作较难，需要充分的实践和经验。

■ 腰椎前方减压固定术

此法是从腹膜外进入，到达椎间盘，切除突出组织，固定椎间隙的手术方式。

■ 椎间盘内疗法（中间疗法）

此法包括经皮髓核摘除术（percutaneous nucleotomy，PN）和经皮激光椎间盘减压术（percutaneous laser disc decompression，PLDD）。

不论如何处置椎间盘，都是对突出部分的减压。要严格筛选没有穿破后纵韧带的椎间盘突出为适应证。特别是 PLDD，对椎间盘或椎体终板等有侵袭，存在安全问题，要掌握适应证。

腰椎分离症

概述

■ 手术适应证

多数患者适合保守治疗，有些患者影响日常生活或体育活动，也可考虑手术治疗。

■ 代表性的手术方式

（1）伴有滑脱或变性时，用腰椎固定术。
（2）没有减压必要时，用前方固定术。
（3）需要减压时，用后方固定术。
（4）年轻患者不伴有滑脱或变性时，采用钢丝捆绑固定（segmental wiring）的分离部修复术。
　*分离部修复术是用螺丝钉、杆、钩固定椎弓根的方法。

手术技巧

■ 钢丝捆绑固定分离部修复术

此法从后方进入，廓清分离部位，从髂骨取骨实施块状骨移植。钢丝通过横突的腹侧与棘突的头侧连接固定。

也有使用螺丝钉和钩固定的方法。其优点是只固定分离部位。

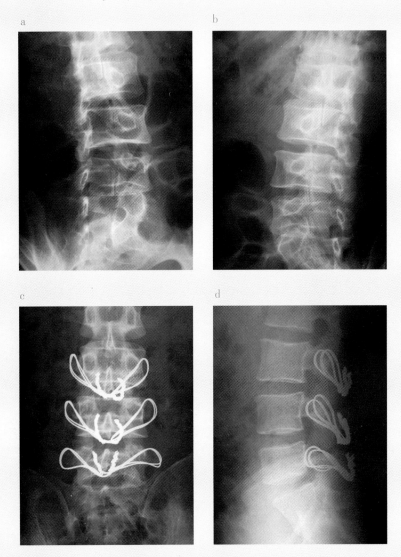

病例

31岁，男性，多发性腰椎分离症（图11-3）。
主诉：腰痛。X线斜位影像显示 L$_3$、L$_4$、L$_5$ 分离。
操作：施行 L$_3$、L$_4$、L$_5$ 钢丝捆绑固定分离部修复术，腰痛消失。

图 11-3　L$_3$、L$_4$、L$_5$ 的 钢丝捆绑固定
a. 术前斜位影像。　b. 术前斜位影像。　c. 术后正位影像。　d. 术后侧位影像。

腰椎滑脱症与分离滑脱症

概述

■ 手术适应证

伴有脊椎不稳定，对保守治疗效果不佳的腰、臀及下肢疼痛或椎管狭窄。

■ **代表性的手术方式**

（1）后方减压术。

（2）后方减压固定术。

手术技巧

■ **后方减压术**

此法是应用内窥镜、显微镜等，属于低损伤性的减压术。

脊椎压缩性骨折与骨质疏松性椎体压缩症

概述

■ **手术适应证**

（1）脊椎出现假关节引起不稳定的顽固性腰背部疼痛。

（2）后凸变形或椎体后方骨片引起的迟发性神经障碍。

骨质疏松导致的脊椎压缩性骨折，随着老龄化社会的到来而增加，日常诊疗中经常遇到。通常保守治疗可治愈，但骨折部位血运障碍、范围广泛，阻碍了正常骨折愈合机制，产生假关节或进行性椎体破坏，出现迟发性神经障碍或顽固性腰背部疼痛。

脊椎压缩性骨折在初期采用包括支具疗法在内的治疗非常重要，但初期治疗的差异是否对椎体破坏或迟发性神经障碍的发展有影响尚不清楚。适当的初期治疗和密切观察病变的经过很重要。

一旦出现假关节或迟发性神经障碍，保守治疗很难使其恢复，如果不加以注意，会给患者造成痛苦，因此要在适当的时候将患者介绍给脊椎专科医生。

■ **代表性的手术方式**

（1）椎管前方减压重建术。

（2）后方减压固定术。

（3）脊椎缩短术。

（4）椎体成形术。

手术技巧

■ **椎管前方减压重建术**

此法是开胸（可能，经胸膜）经腹膜外进入椎体，将骨折椎体取出，进行椎体置换和固定的手术方式。

对于骨质疏松导致椎体破坏的手术方法，椎管前方减压重建术是针对病变局限在脊柱前方最合理的方法，但要求技术熟练，且该方法对患者损伤较大。

伊东等报道，在101例椎管前方减压重建术中，有77例脊椎稳定性得到了保证，但伴随有重度后凸变形的骨质疏松症患者，单独使用此法对脊椎的固定有限。

■ 后方减压固定术

此法是从后方进入，在脊髓受压水平行减压术，用螺丝钉或钩固定的手术方式。

■ 脊椎缩短术

此法是从后方进入，将受压破坏的椎体取出，应用悬壁梁操作矫正脊柱后凸，使其缩短的手术方式。

近年，流行经椎弓根用聚甲基丙烯酸甲酯（polymethyl methacrylate，PMMA）或磷酸钙骨水泥（calcium phosphate cement，CPC）进行椎体成形，取得了较好的结果。也有报道与后方固定术合并使用。

■ 椎体成形术

此法是经皮向骨折椎体内注入CPC，形成新椎体，增加其稳定性的手术方式。

不仅是新发骨折，伴有假关节或麻痹的患者也可应用此法。

病例

76岁，女性，L$_1$骨质疏松椎体压缩破坏。

主诉：腰痛和双下肢肌力低下，导致步行障碍。L$_1$椎体破坏出现脊椎不稳定，后方骨片压迫硬膜（图11-4 a、b）。

操作：用钢丝矩形骑跨式捆绑固定，实施脊椎缩短术。术后可以步行。

a   b

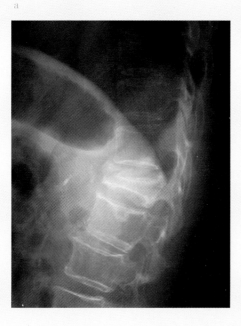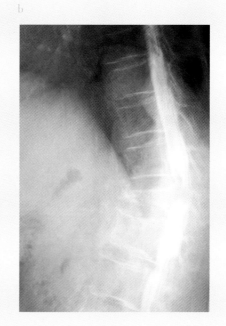

图11-4 钢丝捆绑 + 脊椎缩短术

a. 术前侧位影像。　　b. 术前骨髓造影。

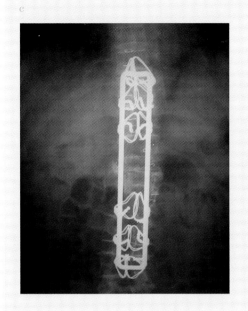
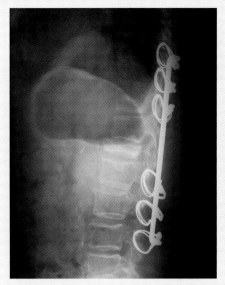

图 11 - 4（续） 钢丝捆绑 + 脊椎缩短术

c.术后正位影像。　　d.术后侧位影像。

病例

73岁，女性，L_5骨质疏松椎体压缩破坏。

主诉：腰痛和双下肢不全麻痹。L_5压缩破坏，后方上位的骨片向椎管内突出（图 11-5a）。

操作：用髂骨螺丝钉行腰骶椎后方减压固定术。术后腰痛消失，拄拐杖可行走。

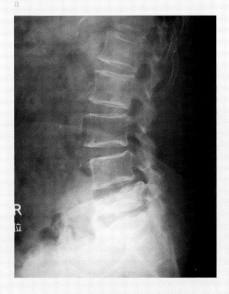

图 11 - 5　腰骶椎后方减压固定术

a.术前侧位影像。

b

c

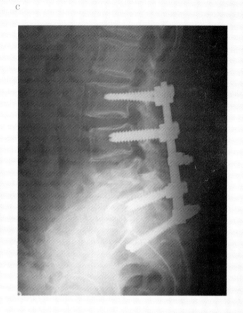

图 11 – 5（续） 腰骶椎后方减压固定术

b. 术后正位影像。 c. 术后侧位影像。

病例

70岁，女性，L_1椎体破坏。

主诉：L_1骨质疏松性、压缩性椎体破坏，椎体内形成裂隙（图11 – 6 a、b）。

操作：适用前方减压固定术。左侧开胸进入，行椎体置换和固定术。

a

b

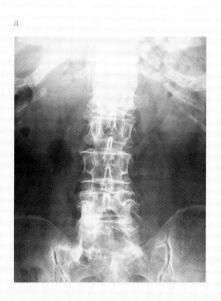
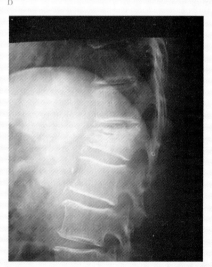

图 11 – 6 前方减压固定术

a. 术前正位影像。 b. 术前侧位影像。

c   d

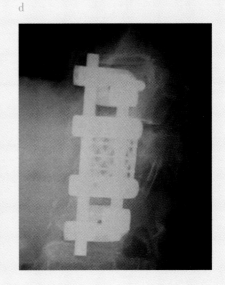

图 11 - 6（续）   前方减压固定术

c. 术后正位影像。   d. 术后侧位影像。

脊椎转移性肿瘤与脊髓肿瘤（马尾肿瘤）

概述

■ 手术适应证

● 脊椎转移性肿瘤
（1）生存期可维持 6 个月以上，由于脊柱的支撑作用缺失导致的疼痛，使用镇痛药物不能缓解的患者。

（2）出现进行性脊髓麻痹的患者。

选择治疗原则时要考虑全身状态、原发灶的种类、有无主要脏器的转移、麻痹的程度等，结合预后判断标准（德桥评分）、手术分期（富田)、脊椎肿瘤分类等决定治疗方案。

● 脊髓肿瘤
（1）进行性疼痛、运动障碍、感觉障碍、膀胱直肠功能障碍的患者。

（2）症状轻微的马尾神经鞘瘤，可以定期检查，观察病情变化，最好早期与脊椎专科医生商榷。

■ 代表性的手术方式

● 脊椎转移性肿瘤
（1）姑息性手术：后方减压加固定术。

（2）根治性手术：脊椎摘除术。

● 脊髓肿瘤
后路肿瘤摘除术。

■ 后方入路肿瘤摘除术

此法是从后方进入，为预防手术后脊柱变形，采用单侧椎弓切除肿瘤摘除，并行骨成形术。

对于神经鞘瘤，切断病变神经，摘除肿瘤。

对于髓膜瘤，为防止再发，要切除相应部位的硬膜，进行人工硬膜再造；不能切除硬膜者，可行硬膜烧灼治疗。

病例

32岁，女性，脊椎转移性肿瘤。

主诉：宫颈癌 T_{11} 转移。T_{11} 病理性骨折，脊髓受压（图 11-7 a~c）。

操作：为了减轻顽固性背部疼痛，重塑脊柱，在 $T_{10/11}$ 水平行减压和椎弓根螺丝钉、椎板钩固定 T_8 ~ L_2。

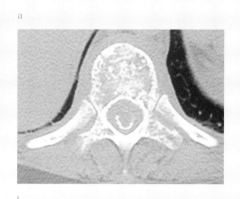

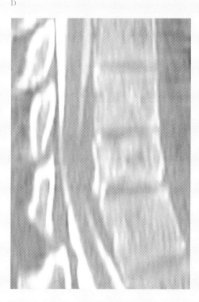
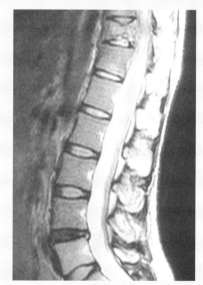

图 11-7 $T_{10/11}$ 减压 + T_8 ~ L_2 固定术

a. 术前 CTM 横断影像。 b. 术前 CTM 矢状影像。 c. 术前 MRI 影像。

d 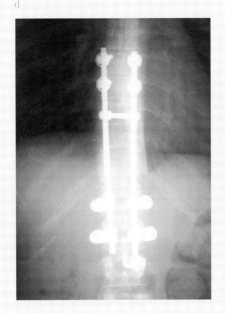 e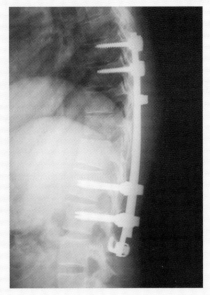

图 11-7（续） T$_{10/11}$减压＋T$_8$~L$_2$固定术

d. 术后正位影像。　e. 术后侧位影像。

病例

44岁，女性，马尾肿瘤。

主诉：钆（Gd）增强造影像显示 L$_{3/4}$ 椎间隙有伴囊肿的肿瘤存在（图 11-8 a～c）。

操作：右侧椎弓切除，摘除肿瘤。内部为伴有囊肿的神经鞘瘤。

a 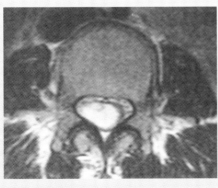 b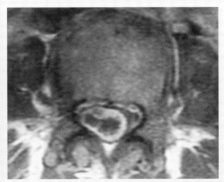

图 11-8 单侧椎弓切除术

a. 术前 MRI T$_2$ 加权像。　b. 术前造影 MRI 横断影像。

c

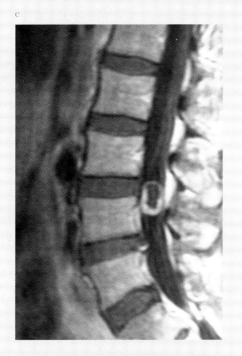

图 11 – 8（续）　单侧椎弓切除术

c. 术前造影MRI矢状影像。

化脓性脊椎炎

概述

■ 手术适应证

进行性麻痹，有脓肿形成的病例，保守治疗无效的病例，由于椎体破坏导致脊椎不稳定的病例。

应及早请脊椎专科医生会诊。

■ 代表性的手术方式

（1）脊椎后方廓清固定术。

（2）脊椎后方固定术。

（3）脊椎前方、后方廓清固定术。

手术技巧

■ 脊椎前方廓清固定术

病变部位主要在椎间盘、椎体前方，此法从前方进入行病灶廓清、骨移植。

■ **脊椎后方固定术**

　　岐阜大学附属医院采用此法从后方进入稳定脊椎，进行化学疗法使前面稳定。

■ **脊椎前方、后方廓清固定术**

　　此法是针对一期或者二期病变者，进行前方廓清和后方固定的手术方式。

> 病例

49 岁，男性，化脓性脊椎炎。

主诉：$T_{4/5}$ 脊椎炎。

操作：使用椎板钩行后方固定术（图 11－9），之后用化学疗法使骨融合。

a　　　　　　　　　　　　　　b

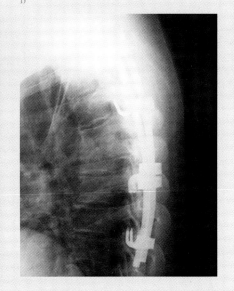

图 11－9　后方固定术

a. 术后正位影像。　　b. 术后侧位影像。

结核性脊椎炎（转移性脊椎肿瘤）

概述

■ 手术适应证

没有脊髓麻痹、影像显示没有死骨的病例，可选择保守治疗。但有脊髓麻痹、保守治疗无效、进行性后凸、脊椎不稳定、有死骨存在时，要选择手术治疗。

应及早请脊椎专科医生会诊。

■ 代表性的手术方式

（1）脊椎前方廓清术。

（2）脊椎前方、后方廓清固定术。

手术技巧

■ 脊椎前方廓清术

此法与化脓性脊椎炎相同，病灶在椎间盘、椎体的前方，是从前方进入行病灶廓清、骨移植的手术方式。

■ 脊椎前方、后方廓清固定术

此法是针对一期或者二期病变者，进行前方廓清和后方固定的手术方式。

病例

68岁，女性，转移性脊椎肿瘤。

主诉：$T_{12} \sim L_2$ 的转移性脊椎肿瘤。

操作：从后方进入，沿 T_{11} 到 L_3 的椎弓根用螺丝钉和椎板钩固定（图11-10），如为二期病变，在前方实施病灶廓清、骨移植。

a

b

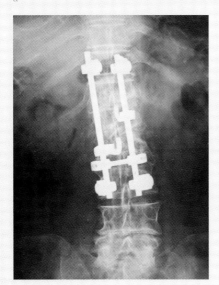
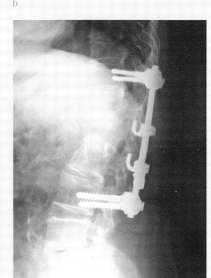

图 11 - 10　二期手术（固定术后病灶廓清＋骨移植）

a. 术后正位影像。　b. 术后侧位影像。